大众美好生活系列

家庭小药箱

U0364608

张晨雯 ◎ 主编

山东科学技术出版社

图书在版编目（CIP）数据

家庭小药箱 / 张晨雯主编 . —济南：山东科学技术出版社，2019.5

（大众美好生活系列）

ISBN 978-7-5331-9775-9

Ⅰ . ①家… Ⅱ . ①张… Ⅲ . ①用药法 – 基本知识②药物 – 基本知识 Ⅳ . ① R452 ② R97

中国版本图书馆 CIP 数据核字 (2019) 第 014498 号

家庭小药箱
JIATING XIAOYAOXIANG

责任编辑：于　军
装帧设计：侯　宇

主管单位：山东出版传媒股份有限公司
出 版 者：山东科学技术出版社
　　　　　地址：济南市市中区英雄山路 189 号
　　　　　邮编：250002　电话：（0531）82098088
　　　　　网址：www.lkj.com.cn
　　　　　电子邮件：sdkj@sdpress.com.cn
发 行 者：山东科学技术出版社
　　　　　地址：济南市市中区英雄山路 189 号
　　　　　邮编：250002　电话：（0531）82098071
印 刷 者：山东新华印刷厂潍坊厂
　　　　　地址：潍坊市潍州路 753 号
　　　　　邮编：261031　电话：（0536）2116806

规格：小 16 开（170mm×240mm）
印张：10　　字数：138 千　　印数：1~3000
版次：2019 年 5 月第 1 版　　2019 年 5 月第 1 次印刷
定价：38.00 元

主　编　张晨雯

副主编　刘　霞　陈　平

编　者　王秀丽　王　静　刘纪军　刘　芹

　　　　李玉喜　李炳庆　李　瑞　李慧丽

　　　　辛　红　张玲玲　侯　丽　徐　力

　　　　徐建桥　高　鹏

编者的话

所谓"美",自然离不开美学、美感,在你的生活中创造美、发现美,需要你放慢生活的节奏,学会品味生活并且做出智慧的选择。创造美好生活是一种艺术,或者说是一种"魔法",能够让人的感官或者心理产生愉悦。你只有内心丰盈、恬静,怀着一颗感恩之心,才能注意到、感受到、看到存在于你身边的美。

当前人们的物质和精神生活都极大丰富了,倡导科学、健康、文明的现代科学生活方式,引导人们树立科学的人生观、富而思进,不断提高生活质量,是我们需要思考和研究的课题。我们作为现代人,要了解中国传统文化和传统生活方式,不断取其精华、去其糟粕,重新定位自己的生活方式坐标。本丛书涉及中国传统文化、品质生活、妇幼保健、家庭用药、安全用水用电等方面,让你了解什么是品质生活,如何保持健康向上的生活理念,如何解决生活细节的难题,从而更好地规划人生、品味人生、享受人生。

目　录

第一章 家庭用药常识

一、家庭用药基本原则

1. 不要随便用药

患者随便用药会掩盖症状，造成诊断困难，甚至误诊，所以，在明确诊断之前，最好不要用药。此外，药物具有双重性，既能治疗疾病，也可能诱发导致疾病，严重者甚至危及生命。因此，患者无严重症状时不必服药，尤其是镇痛类、解痉类、洋地黄类、激素类等药物，尽量少用。

2. 家庭给药方法

服药除了要掌握时间、次数外，还要注意方法。大多数药物是吞服的，但有些药物（如咀嚼片）要咀嚼后吞服，又如硝酸甘油宜舌下含服，这样可以保证药效。对于吞咽困难的老年人或不会吞服的小孩，一般不给予片剂、胶囊剂等，可选择液体剂型，必要时注射给药。对慢性病人应尽量用口服制剂，如片剂、胶囊剂或溶液剂。对急性病者可选用注射剂，但尽量少采用肌肉或皮下注射。只有正确服药，才能使药效发挥得更好。常见的一些错误服药方式，如用饮料、纯净水、茶水、牛奶等送服药片；用少量水送服或直接吞服；晚上服药后立即上床休息；不按照医嘱或药品说明书服药；躺着服药等。

（1）不宜嚼服的药品：一般药品都可以掰开、嚼碎、研末服用，但有些药品必须整粒吞服，如缓释制剂、控释制剂、肠溶制剂、双层糖衣片等。缓释制剂、控释制剂是新型制剂，克服了一日数次给药、使用不便、不良反应多的缺点，提高了药效。

①缓释制剂：指用药后能在较长时间内持续释放药物，以达到长效作

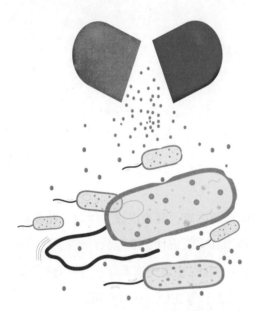

用的制剂。控释制剂指药物能在预定的时间内自动以预定速度释放，使血药浓度长时间恒定在有效浓度范围的制剂。

缓释制剂、控释制剂采用特殊方法制成，多以高分子化合物作为阻滞剂来控制药物的释放速度，如果掰开、嚼碎就会破坏其结构，达不到缓释、控释的目的。例如，硝苯地平控释片是通过膜渗透原理制成的，一定要整粒吞服。不过有少数药物品种可以掰开服用，如曲马朵缓释片，因为它是采用基质控制法制成的，可以服用半粒，目的是方便患者调整用药剂量。

②肠溶片剂：在普通片剂的外面再加一层外衣，这层外衣只有到达肠内才能崩解吸收，主要是为了增强药效，减少药物对胃的刺激。

③双层糖衣片剂：药片有双层，外层是糖衣，内层是肠溶衣。如多酶片，含有胃蛋白酶、胰酶、淀粉酶。胃蛋白酶在药片外层，需要在胃内发挥消化的作用；胰酶则需要在碱性的肠道中才能发挥作用，因此，把它包裹在肠溶衣下面、药片的最里层。如果嚼碎服，胰酶不仅会失去作用，而且会残留在口腔内，刺激口腔黏膜，甚至引起口腔溃疡。

（2）口服给药：口服给药适用于大多数药物和病人。药物经口服后，通过胃肠黏膜吸收进入血液循环，起到局部或全身的治疗作用。用温开水服药，不要用牛奶、果汁、茶水等送服。采取站立体位服药。根据国内外医学专家的报道，如果躺着服药并且送服的温开水又少，就有可能只有一部分药物能顺利到达胃里，而另一部分则会滞留在食管内，最终引起食管损伤，甚至是药物性食管溃疡。因此，服药时最好采取站立体位，并且用大约150毫升温开水送服，这样既有利于药物的吸收，又可避免药物对食

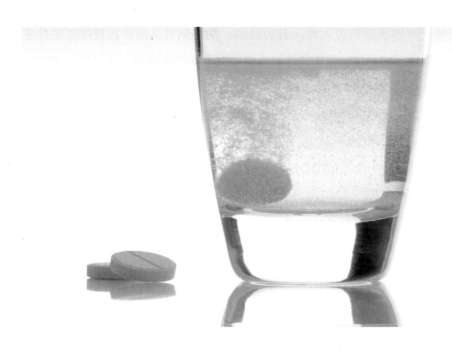

管的损害。另外，服药后不要马上卧床休息，应站立或走动一会儿，然后再躺下休息。

（3）局部给药：

①滴药法：一般是指将药物制成液体后，滴入人体某一部位的治疗方法，通常有滴耳、滴鼻、滴眼（又称点眼）等方法。滴药时应选择正确的姿势。滴耳时患者取侧卧位或坐位，坐位时头偏向一侧，患耳朝上，滴入药物后适当按压耳郭；滴鼻时患者取仰卧位或坐位仰头，滴入 2 ~ 3 滴后，稍稍挤压鼻翼两侧；滴眼姿势与滴鼻基本相同，患者坐位时头稍向后仰，家人清洗双手后，用左手拇指和食指将患者的眼睑向上翻起，滴入 2 ~ 3 滴眼药水后，轻轻按压内眦，以促进眼药水的吸收。一般先滴健侧，再滴患侧。通常每次滴药不超过 3 ~ 5 滴，可以增加频次来保证受药局部的药物浓度。

②插入法：常用的药物为栓剂，是适合腔道给药的固体制剂，熔点为 37℃ 左右，插入体内后可慢慢融化以产生药效，主要包括直肠栓剂和阴道栓剂。使用栓剂要特别注意用药后的效果。在使用直肠栓剂时，若为解除

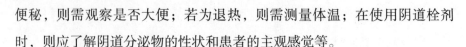

便秘，则需观察是否大便；若为退热，则需测量体温；在使用阴道栓剂时，则应了解阴道分泌物的性状和患者的主观感觉等。

（4）皮肤给药：人体除汗腺外，皮肤不透水，但脂溶性药物可以缓慢渗透，主要包括一些洗剂、搽剂、软膏剂、贴剂等。

（5）舌下给药：只适用于少数容易穿透黏膜的药物，起效快且疗效好，如硝酸甘油舌下含服治疗心肌梗死。

3. 常用药物的最佳服用时间

每种药在服用后，通过吸收，在人体内以一定浓度停留若干时间，然后排出体外。由于药物在体内停留、发挥治疗作用以及排出体外的时间不一样，有的药在早上服用，到中午时药效已经减弱或药物已排出体外，就需要服用第二次，以保持人体内的药物浓度。若人体内的药物浓度因排泄而不断降低，又没有及时服药，就不利于疾病的治疗。

为了达到最佳药物疗效，一定要按时服药，一般药品包装上都会标示出每日口服的次数。一些患者服药时没有规律，常漏服、多服药物，这样不但不能达到治疗的目的，甚至还会给身体带来损害。因此，服药时应了解不同药物的最佳服用时间。

（1）注意服药时间间隔：每日1次，指每天早晨或晚上服药1次，然后保持每天同一时间服药。每日2次，指每天早晨和晚上各一次，应相隔12小时。每日3次，指每天早晨、下午和晚上各一次，每次相隔8小时。每日4次，指每天早晨、中午、晚上和临睡前各一次，每次相隔6小时。大多数药品说明书上标注的都是一日3次服用，因此，很多人有可能错误地理解为一日三餐后服用，即早、中、晚餐后服用，其实这是一个误区。对于抗生素，说明书上标注的一日3次，是指每隔8小时服药一次，如果按照三餐后服用的话，使得用药间隔时间长短不一，造成体内血药浓度忽高忽低、极不稳定，导致细菌耐药，影响疗效，甚至失效。类似每隔8小时用药的，还有抗癫痫药、止痛药、激素类药、治疗甲亢和哮喘的药物。

当然，也有一些药是可以与一日三餐同步服用的。如降糖药，因为只有人用餐后血糖才会升高，如果机械地每隔 8 小时服药一次，就起不到控制血糖的目的，甚至还会引起低血糖。类似的还有调脂药、胃药等。

（2）科学掌握服药时间：药理学专家研究表明，人体激素分泌、酶的活动等均有周期性变化，药物的生物利用度、代谢和排泄等也具有昼夜节律性变化。科学地掌握服药时间，既能发挥药物的最大疗效，还能减少药物的副作用。为了使药物服用后获得最佳治疗效果并减少副作用，除了要遵守药品说明书上的使用方法，还要看药物对胃肠道有没有影响，如果有影响应饭后服，如最常用的非甾体消炎药阿司匹林、扑热息痛（对乙酰氨基酚）、吲哚美辛（消炎痛）、布洛芬、尼美舒利等。然后再看食物对药物有没有影响，如果有应该空腹服，如驱虫药阿苯达唑（肠虫清）一般是半空腹或空腹服。如果饭后服，药物被食物隔住，就难以达到驱虫目的。对胃刺激大的药物，一定要在饭后半小时服用。安眠药如地西泮（安定）、缓泻药如酚酞片（果导片）等，应在睡前服用。镇痛药如吲哚美辛（消炎痛）、退热药如扑热息痛等，应在疼痛发作或发热时服用。

饭前 30 ～ 60 分钟服用：如止泻药（如碱式碳酸铋）、吸附药（如药用炭）、胃黏膜保护药（如果胶铋）、止吐药（如甲氧氯普胺）、胃肠解痉药（如山莨菪碱）、肠道抗感染药、利胆药（如小剂量硫酸镁）、肠用丸剂等。

饭后 15 ～ 30 分钟服用：大部分药物可在饭后服用，特别是对胃有刺激性的药物，如阿司匹林、消炎痛等。这样不仅减少了对胃的刺激，而且吸收也会更好。

以上这些只代表服药的一般规律，有时由于个体差异、用药目的不同、用药剂型不同等，服药的时间和方法也会改变。

（3）治疗心脏病药物：KLF155 蛋白质对调节病人的心律具有重要作用，由于该蛋白随 24 小时人体节律浮动的缘故，早上 6 点至中午心电脉冲最缓慢，犯心脏病的危险随之增加。因此，病人早上起床前服用心脏病

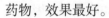

药物，效果最好。

（4）**降压药**：人的血压在一天24小时中不是恒定的，存在着自发性波动。研究显示，8～10时和15～17时人的血压最高。一般药物的作用效果在服药后半小时出现，2～3小时达到高峰，因此，7时和14时服降压药最合适。当然可将服药时间进一步简化，起床后即服药，若中午不休息，则在午饭后1小时左右服药。人夜间睡眠时血压可大幅下降，高血压病人若白天忘了服药，而晚上临睡前服用降压药，可能引起血压在夜间降得太低。尤其是老年人，容易诱发血性中风。

（5）**降糖药**：糖尿病患者在凌晨对胰岛素最敏感，这时注射胰岛素用量小、效果好。甲糖宁宜在8时口服，作用强且持久，下午服用需要加大剂量才能获得相同的效果。磺胺类在治疗初期可促进胰岛B细胞分泌胰岛素，而降低血糖，所以磺胺类药物要在餐前半小时服用。

（6）**降胆固醇药物**：最佳服药时间是晚上睡觉前。多项研究发现，晚上睡前服用辛伐他汀比早上服药，更能明显降低胆固醇水平。

（7）**抗生素及消炎类药物**：大部分抗生素药物排泄较快，为了在血

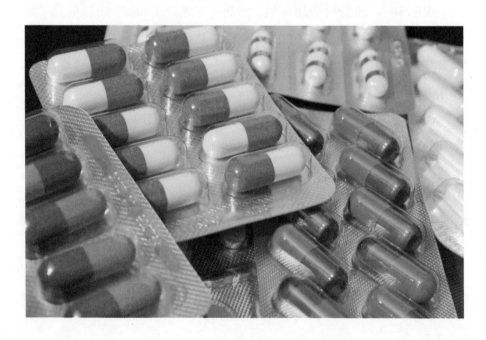

液中保持一定浓度,每隔6小时应服药1次。风湿性或类风湿性关节炎患者,多于每天清晨和上午关节疼痛较重,如服用消炎止痛药物,可在早晨加大剂量服用1次,效果最好,且可免去中午的一次服药。

(8)维生素类药物:一般维生素药物适宜于两餐饭之间服用。但在某些情况下,如用维生素K止血时,应及时服用。一般的抗生素如四环素、土霉素、金霉素等由于排泄较快,没有在血液中保持一定的浓度,充分发挥杀菌能力,每隔6小时就要服药1次,但一些长效的抗生素则另当别论。

4.服药注意事项

(1)注意服药的剂量和相互作用。患者用药一定要按剂量,超量服用可产生不良反应,甚至会产生毒性反应而死亡。如老年人和小孩不注意退热药物的剂量,就可能因出汗过多而引起体温急速下降,甚至虚脱。

两种以上的药物同时使用,彼此可相互作用,有时可使其中一种药物药效降低,甚至引起不良反应。如青霉素类和四环素类,其抗菌效力不及单独使用。因此,若要一起同服数种药物时,应经医生或药师指导。又如红汞和碘酊不能同时使用,也不能在同一部位先后使用,因为碘酊中的碘会与红汞中的汞结合,会生成对皮肤有损害的碘化高汞;红汞还不能用于大面积伤口,以免造成汞中毒。患者服药时,要注意观察药物是否已过期、潮解、霉变,有应弃之不用。

(2)影响药物作用的因素。包括药物和机体两方面。药物因素包括药物剂量、联合用药(或复方制剂)和药物间相互作用、药物剂型、给药途径和反复用药的影响。机体因素包括年龄、性别、生理或病理状态、遗传因素、种族差异等。

(3)药物的不良反应。由于药物的选择性是相对的,有些药物有多方面的作用,一些与治疗无关的作用有时会引起病人的不利反应,称为不良反应,这是药物两重性的表现。不良反应可分为副作用、毒性反应、变态反应、停药反应、后遗效应、特异质反应等。

①副作用：指一种药物具有多种药理作用，在治疗剂量时，除治疗作用以外的其他不利作用，都可认为是副作用。副作用是由于药物作用选择性低、作用较广而引起的。当然，药物的副作用是相对的，也是一过性的，药物的治疗作用消失，副作用也随之消退，不过有时也会造成比较严重的后果。

②毒性反应：指药物剂量过大或用药时间过长，药物在体内蓄积过多时，对机体产生的危害性作用。有些药物的毒性会随着剂量的增大而增强。这些毒性反应，有些随着药物的停用会逐渐消失，而有些却造成不可逆的损害。毒性反应可分为急性毒性和慢性毒性。有些药物的"三致"（致畸、致癌、致突变）作用，属于慢性毒性范畴。

③变态反应：是外来的抗原性物质与体内抗体所发生的一种非正常的免疫反应，与药物的药理作用和剂量无关。如青霉素所致的过敏性休克。

④停药反应：指突然停药后原有疾病出现加剧现象，又称为反跳。如长期服用降压药可乐定后突然停药，次日血压会剧烈回升。

⑤后遗效应：指停药后，血浆中血药浓度已降至阈浓度以下时残存的生物效应。这种效应可能非常短暂，也可能非常持久。如服用长效巴比妥类催眠药后，次日早晨的"宿醉"现象。

⑥特异质反应：有一些药物可能使某些病人出现特异性的不良反应，反应性质与常人不同。目前认为这种反应多半是由于机体生化机制的异常所致，并且与遗传有关，是一种遗传性生化缺陷。如磺胺药引起的溶血反应。

（4）药物的过敏反应：过敏反应是变态反应的一种类型，指机体受同一抗原物质再次刺激后产生的一种异常或病理性免疫反应。

速发型过敏反应比较常见，主要是呼吸道、消化道、皮肤过敏反应和过敏性休克，如过敏性哮喘、过敏性鼻炎、过敏性胃肠炎、皮疹、荨麻疹、湿疹、皮肤瘙痒等。

（5）出现药物不良反应后的处理：药物具有两重性，药物作用于机体后，除了能发挥正常的治疗作用外，还会产生一些与治疗无关的作用，是药理作用的延伸。一般情况下，患者服用治疗剂量后出现的不良反应都比较轻微，是可逆的功能变化。如抗过敏药出现的嗜睡、乏力，解痉药引起的口干，红霉素类引起的胃部不适、呕吐等。当然，根据个人的体质不同，表现的反应程度也不尽相同，有的会剧烈一些，此时需要停药并对症处理，严重者应及时就诊。

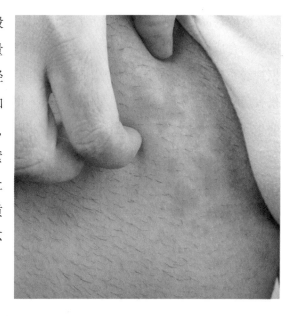

过敏反应是最常见的药物不良反应，轻者出现皮疹、瘙痒，重者休克甚至死亡。如青霉素类药物，应用前一定要做皮肤过敏试验，阴性者才可使用。患者要记住自己的药物过敏史，如果对某种药物有过敏史，要避免使用。一般情况下过敏反应比较轻微，停药后可自行消退，如果过敏反应持续不消退，应在医生指导下服用抗过敏药，如马来酸氯苯那敏片（扑尔敏）、异丙嗪片等；严重者立即就诊，特别是休克病人，要立即抢救。

还有一些药物不良反应是患者不易察觉的，如血液系统、神经系统、肝肾的损害等，特别是老年人和儿童，因为老年人各个脏器都已老化，儿童各个脏器又发育不完善。因此，应在医生指导下用药，必要时可以联合用药，以提高疗效，避免不良反应的发生。

（6）**药物的成瘾性**。有些患者连续服用药物，病情缓解的同时，会慢慢对药物产生心理和生理上的依赖。一旦停药，便会出现严重的不适症状，如精神不振、流泪、出汗、乏力、失眠、呕吐、躁动不安等，所有这些药物戒断症状，在医学上称作"药物的成瘾性"或"药物的依赖性"。一般成瘾的药物如麻醉药品和精神药品。

麻醉药品连续使用后易产生生理依赖性，包括阿片类、可卡因类、大麻类、合成麻醉药类等，临床用于止咳、镇痛。精神药品可直接作用于中枢神经系统，使之兴奋或抑制，连续使用能产生依赖性，包括苯二氮䓬类，代表药物有地西泮（安定）、艾司唑仑（舒乐安定）、阿普唑仑（佳乐定）、酣乐欣（三唑仑）等；苯巴比妥类，代表药物有苯巴比妥片（鲁米那）、司可巴比妥胶囊（速可眠）等。精神药品临床用于镇静、催眠。

在日常生活中，如果在医生的指导下，合理应用镇静催眠药、止咳药、镇痛药等，就是治病的药品；如果是擅自长期滥用，就会导致成瘾，使得原本治病的药品变成了"毒品"。所以，服用这些药物时要严格把握使用剂量和疗程。

二、家庭常见用药误区

1. 对症治疗

头痛医头，脚痛治脚，哪里不舒服就治哪里。如患者感到胃痛，便以

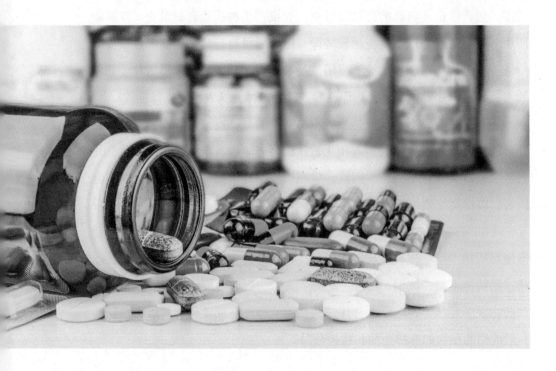

为是胃炎或者胃溃疡，长期按广告服药，待疼痛难忍才到医院检查，结果确诊可能是其他疾病，甚至可能是一些恶性病，延误了手术治疗时机。

2. 药量过大

通常按药物治疗量服用即可获得良好效果，若超量服用可引起中毒，尤其是老年人和儿童。有的病人误以为用药剂量越大，疗效越快越好，因此，为了尽快达到药物疗效，随意地、盲目地加大剂量，这样做是十分危险的。

3. 药量偏小

有人为了预防疾病或害怕药物的毒副作用，认为药物小剂量比较安全。其实这样非但无效，反而贻误病情，甚至产生耐药性。

4. 时断时续

药物发挥疗效主要取决它在血液中稳定的浓度。如不按时服药，达不到有效浓度，就可能无法控制疾病发展。

5. 疗程不足

药物治疗需要一定的时间，如尿路感染，需要 7 ～ 10 天才可治愈。若用药二三天，症状有所缓解就停药，这样有可能发展为慢性感染。

6. 当停不停

一般药物达到预期疗效后就应停药，否则，会引起毒副作用（如二重感染、依赖性）和蓄积中毒等。

7. 突然停药

许多慢性疾病需长期坚持用药，以控制病情、巩固疗效，如精神病、癫痫病、抑郁症、高血压、冠心病等。如停药，应在医师指导下逐步进行，不要擅自停药，否则，会旧病复发，甚至危及生命。

8. 时间错位

不少病人服药都安排在白天，而忽视夜间。有的一日服 2 次药（应该每隔 12 小时 1 次），往往在用餐时服用，这样白天血液中药物浓度过高，而夜间很低，会影响疗效。

9. 随意换药

患者服用药物后，需要一段时间后才显现疗效。如伤寒用药需 3 ~ 7 日，结核病需半年。如随意换药，则使治疗复杂化，出了问题也难以找出原因及时处理。

10. 多多益善

两种药物联合使用常可增强疗效，但配合不当会产生拮抗作用，以致降效、失效，甚至导致毒性反应。

11. 小儿用成人药

小儿肝、肾功能差，解毒功能弱。所以应了解药物的性质及注意事项。如氟哌酸可引起小儿关节病变，影响软骨发育，不长身高，应禁用。

12. 以病试药

有人患疑难杂症久治不愈，屡用偏方、验方，使得病情加重，错失手术时机，难以救治。

13. 价格越贵越是好药

药品的价格与疗效并不成正比，不能以价格论药品的好坏，贵的药品并不一定就适合每个人的病情。

14. 新药的疗效就一定好

新药的出现肯定有它的优点，但新药的适应证、禁忌证、有效性和安全性等都需要时间来验证，而老药的药性就相对清楚得多。

三、服药禁忌

1.饮食禁忌

大家在平时服中药汤剂时基本上都知道要忌口，避免吃一些生冷、辛辣等刺激性食物，避免饮酒、喝茶等。其实，服西药同样应该忌口，以免食物、药物相互作用，影响药效或加大药物的副作用。

茶碱类药物，不宜与牛肉、鸡肉、鸡蛋、鱼虾、乳制品、豆制品、动物内脏等高蛋白食物同食，否则，会降低药效。

四环素类药物（包括土霉素等）、红霉素、甲硝唑、西咪替丁等，忌与乳制品、豆制品、螺、蚌、蟹、鳖、咸鱼、核桃仁、花生米、黄花菜、黑木耳、海带、紫菜等同食。因为这些食物中均含有丰富的钙、铁、磷离子等，可以与上述药物发生反应，生成难溶性的化合物，而使药效降低。

服用镇静催眠药（安定等）、苯妥英钠、阿司匹林、消心痛、硝酸甘油、痢特灵等时，均应忌酒。倘若大量饮酒，不但会增加药物的副作用，而且还能使药物失去疗效。

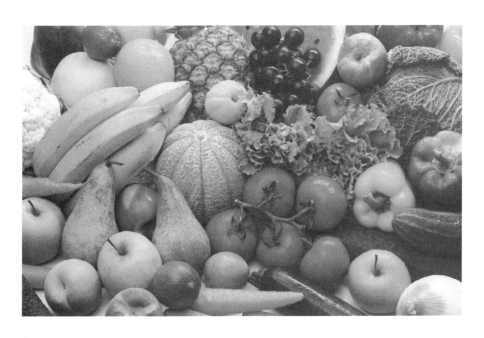

抗结核药异烟肼，不宜与鱼同食。因为异烟肼能抑制组胺的分解，而鱼在人体内能生成大量的组胺，蓄积体内而使人中毒，出现头痛、头晕、心悸、皮肤潮红等症状。服维生素 C 期间不宜吃猪肝，因为猪肝中含有丰富的铜，而铜会使维生素 C 氧化失效。

服用螺内酯（安体舒通）、氨苯喋啶等保钾利尿药和补钾时，不宜同食香蕉、葡萄干、红糖、橘子、菠菜、紫菜、海带、土豆等。因为这类食物中含有高量的钾，易致高钾血症，出现腹泻、腹胀、心律失常等症状。

磺胺类（如新诺明等）和碳酸氢钠，不宜与酸性水果、醋、肉类、蛋类、茶等同食，否则，会使磺胺类药物在肾脏蓄积形成结晶，损害肾脏，还会使碳酸氢钠的药效降低。

药物与食物之间会存在一些混合反应。人们常用的降血脂药、抗生素、安眠药、咖啡因、抗过敏药等，易与蔬菜水果中的化合物发生作用，从而使药物失效，或产生强烈的毒副作用。临床上一些抗过敏类药物可以与柑橘类水果发生反应，引起心律失常，甚至致命性心室颤动等。一些水果与抗生素相互作用，会使抗生素的疗效大大下降。因此，服用这些药物时最好不要同时吃蔬菜和水果，水果可安排在两次服药之间吃，服药后应喝一些开水，以促进药物的代谢与吸收。

口服维生素 B_6 时忌食南瓜、胡萝卜等，南瓜、胡萝卜中含硼酸较多，在体内与消化液相遇，会降低维生素 B_6 的药效。口服维生素 B_2 时忌食高纤维、高脂肪食品，肠蠕动速度加快，会降低维生素 B_2 的吸收量。特别是泻药，更易降低维生素 B_2 的吸收量。服用维生素 B 时，禁食生鱼、蛤蛎、阿司匹林。服用维生素 C 时，禁食虾和动物内脏，忌饮酒。

2. 吸烟对药效的影响

试验表明，吸烟确实影响药效，表现为阻碍药物的吸收，加速药物的代谢，增加药物的毒性。

（1）解热镇痛药：吸烟可加速其在体内的代谢，药效显著下降。

（2）**止痛药**：吸烟不仅降低其止痛效果，而且使其代谢产物不能迅速排出体外，可导致蓄积中毒。

（3）**胃药**：吸烟能使血管收缩，延迟药物在胃部的排空时间，减慢小肠对药物的吸收，这样不仅影响药效，而且可能使胃病复发。

（4）**镇静药**：烟草中的烟碱能兴奋人的中枢神经，有对抗镇静药的作用。

（5）**降血糖药**：不管是口服降血糖药，还是注射胰岛素，吸烟都能降低药效。

（6）**抗心绞痛药**：口服抗心绞痛药后吸烟，会使药物在血液中的浓度降低，排泄率增加，影响药效。

（7）**平喘药**：服用平喘药如氨茶碱等后吸烟，会使药物排泄加快，药效下降。

3.饮酒对药效的影响

乙醇（酒精）对肝药酶有双向作用，大剂量时有抑制作用，小剂量时有诱导作用；乙醇又有抑制中枢、扩张血管等作用，如与其他药物配伍，会产生各种不同的作用。

西药的酊剂、流浸膏等，中药的各种药酒，都是以乙醇作为溶剂，来提取药物的有效成分，或用酒浸泡出药材中的有效成分，这是为了达到更好的疗效和提高药品质量。但在大多数情况下，服药期间是不能饮酒的。

研究发现，如果长期大量饮酒，会使人体对抗生素的敏感性下降，从而使药物失去作用。乙醇能使血管扩张，与降压药同服会使人血压下降过快，甚至休克。镇静催眠药、乙醇都对人的呼吸中枢有抑制作用，如果同服会产生协同作用，易导致人药物过量而中毒，甚至死亡。乙醇会使镇静

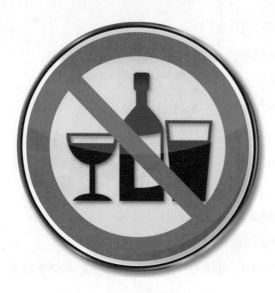

催眠药、抗凝血药等在人体内的半衰期延长，产生蓄积中毒。出血、乙醇能刺激胰岛 B- 细胞分泌胰岛素，所以乙醇能增强降血糖药的作用，可引起低血糖症状。当然，药物也会对乙醇产生影响，阻碍乙醇在人体内的分解代谢，使其代谢物乙醛蓄积而引起中毒。

4. 喝茶对药效的影响

茶叶中含有茶碱、鞣酸等物质，可与药物成分发生作用，从而影响药效。茶叶中的咖啡因、茶碱等对人的中枢神经有兴奋作用，服用镇静催眠药同时饮茶可能造成药效不明显，或起不到催眠作用；茶水不能和胃药同服，因茶叶中含有鞣酸，能与多种金属结合产生沉淀，也能与生物碱、甙类结合产生沉淀。

第二章　特殊人群用药须知

特殊人群一般指妊娠期和哺乳期妇女、小儿、老年人、肝病患者、肾功能不全患者、胃病患者6种类型。特殊人群与一般人群相比生理、生化功能存在明显差异，会影响药效学和药动学。重视特殊人群的特点，做到有针对性地合理用药，对保护特殊人群的健康尤为重要。

一、小儿用药注意事项

家长要知道正确计算用药的剂量，即按照小儿体表面积、体重计算用药剂量，或遵医嘱，切不可自作主张给孩子增加或减少药剂量。要注意药物的毒副作用，并向医生反映孩子曾有哪些药物过敏或其他不良反应史，以提醒医生用药。在孩子服药过程中，家长要注意观察，若发现有与原疾病无关的表现时，应立即停药，尽快请医生诊治。能只用一种药，就尽量不再加另一种药，尤其是新生儿，以防发生不良反应或中毒。家长尽量不要擅自给孩子买药吃，一定要由医生诊治后，按医生开的处方用药。

很多家长有用果汁代替温开水给孩子喂药，认为药物很苦，怕孩子吃不下，就拿

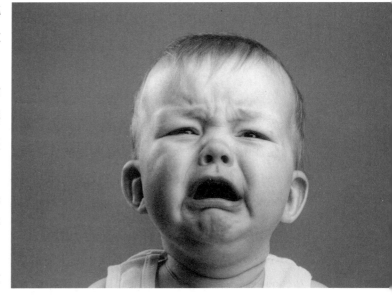

一些糖水或者果汁水给孩子送服药物。其实这样的服药方法是不妥的，主要原因是果汁（尤其是新鲜果汁）富含果酸，果酸主要含维生素C和柠檬酸等，可能导致许多药物分解和溶化，不利于药物的吸收，导致药效下降。抗生素中的大环内酯类、氯霉素及磺胺类等，遇酸会分解，产生有毒物质，不仅降低药效，而且会使机体中毒；有些对胃肠刺激大的药物如消炎痛、阿司匹林等，本身对胃黏膜就有较强的刺激，再加上果酸对胃黏膜的刺激，会导致胃出血，甚至胃穿孔。可口可乐和咖啡中都含有咖啡因，有兴奋中枢和刺激胃酸分泌的作用，因此，服用镇静催眠药、胃药时喝可乐与咖啡，就有可能加剧药物的副作用，甚至诱发消化道出血等。

二、女性特殊时期的用药

1. 月经期

女性在月经期，注意慎用过寒、过热和激素类药物；慎用影响凝血机制药物；避免使用阴道栓剂。

2. 妊娠期

妇女在妊娠期更要谨慎用药，否则，会对腹中的胎儿造成不可逆的终身残疾，甚至死胎。禁用毒性强和药性猛的药物，慎用易造成流产或出血的药物。

美国食品和药品管理局（FDA）将妊娠期孕妇用药安全性分为5个等级，分别是A、B、C、D、X级。有些药物有两个不同的危险度等级，一个是常用剂量的等级，另一个是超常剂量等级。

（1）A级：指在对照组的早期妊娠妇女中未显示该药物对胎儿有危险（在中、晚期妊娠中亦无危险的证据），可能对胎儿的伤害极小，如适量维生素。

（2）B级：指在动物生殖试验中并未显示该药物对胎儿有危险，但无孕妇的对照组或对动物生殖试验显示有副作用（较不育为轻），但在早孕妇女的对照组中并不能肯定其副作用（在中、晚期妊娠亦无危险的证据），如青霉素、头孢曲松、红霉素、地高辛、胰岛素等。

（3）C级：指在动物的研究中证实该药物对胎儿有副作用（致畸或使胚胎致死或其他），但在妇女和动物研究中无可以利用的资料。仅在权衡对胎儿的利大于弊时给予该药物，如庆大霉素、异丙嗪、异烟肼等。

（4）D级：指该药物对人类胎儿的危险有肯定证据，但尽管有害，对孕妇需肯定有利才应用（如对生命垂危或疾病严重时无法应用较安全的药物或药物无效），如链霉素（使胎儿听力减退）、四环素（使胎儿发生腭裂、无脑儿）。

（5）X级：指动物或人的研究中已证实该药物可使胎儿异常，或基于人类的经验知其对胎儿有危险，对人或对二者均有害，而且该药物对孕妇的应用，危险明显大于任何有益之处。该药物禁用于已妊娠或将妊娠的妇女，如氨甲蝶呤、己烯雌酚等。在妇女孕期3个月前，不用C、D、X级药物为好。

目前较明确对胎儿有害的药物：氨基糖苷类抗生素（如庆大霉素），可致胎儿永久性耳聋及肾脏损害；妊娠5个月后用四环素，可使婴儿牙齿黄染，牙釉质发育不全，骨生长障碍。噻嗪类利尿药，可引起死胎，胎儿电解质紊乱，血小板减少症。孕妇摄入过量维生素D，会导致新生儿血钙过高、智力障碍，肾或肺小动脉狭窄及高血压。妊娠期缺乏维生素A，会引起新生儿白内障。妇女分娩前应用氯霉素，可引起新生儿循环障碍和灰婴综合征。

3. 哺乳期

避免使用减少乳汁分泌和影响婴儿的药物。因为有些药物能通过乳汁排泄，此时哺乳婴儿可能产生不良反应；如抗生素可引起婴儿过敏反应，产生耐药菌株。因此，妇女在哺乳期用药一定要咨询医生。

三、孕妇用药注意事项

据报道，静脉滴注大剂量四环素治疗患肾盂肾炎的孕妇，可引起暴发性肝脏代偿失调症，死亡率很高。妇女妊娠后期使用红霉素十二烷基硫酸盐，引起阻塞性黄疸并发症的可能性增加，可逆肝脏毒性反应的发生率高达 10% ~ 15%。妇女妊娠的头三个月是胚胎各器官和脏器的分化时期，最易受外来药物的影响，引起胎儿畸形。妊娠期妇女服用镇静、安定、麻醉、止痛、抗组胺或其他抑制中枢神经的制剂，可抑制胎儿的神经活动，并改变脑的发育。妇女溶血临产期使用某些药物，如抗疟药、磺胺类、硝基呋喃类，解热镇痛药如氨基比林、大剂量脂溶性维生素 K 等，对红细胞缺乏葡萄糖 -6- 磷酸脱氢酶者可引起溶血。妊娠后期孕妇使用双香豆素类抗凝药、大剂量苯巴比妥或长期服用阿司匹林治疗，可导致胎儿严重出血，甚至死胎。

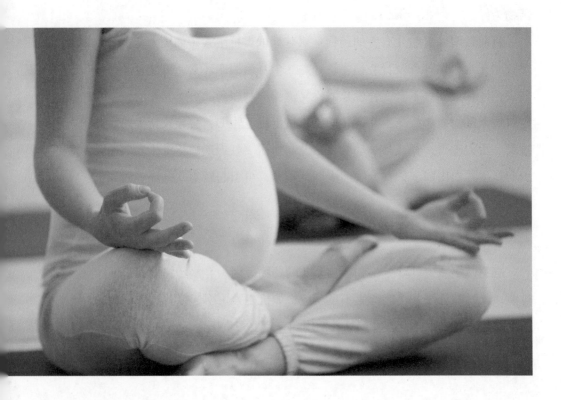

四、乳母用药注意事项

乳母不宜应用退乳药如中药炒麦芽、花椒、芒硝等，西药左旋多巴、麦角新碱、雌激素、维生素 B_6、阿托品类和利尿药物。有些药物虽然在乳汁中含量很少，但危害却很大。如吗啡可以使婴儿窒息，氯霉素能抑制婴儿造血功能；四环素可致婴儿牙质改变；链霉素可影响婴儿听力；磺胺药物可引起婴儿粒细胞减少、溶血性贫血；苯海拉明、异丙嗪可使婴儿昏睡；抗癫痫药可使婴儿发育迟缓；痢特灵可使婴儿溶血；阿托品可使婴儿颜面潮红、啼哭不止；酚酞、大黄可使婴儿腹泻等。治疗乳母便秘以液体石蜡为首选，因为大黄、番泻叶可进入乳汁，而使乳儿腹泻。若在大黄与番泻叶二者之间选择，则宁可选番泻叶，因其乳药浓度较低。

1. 服药时机有讲究

乳母应在哺乳间隔服药。因为乳母用药后 1 ~ 2 小时，血药浓度最高，乳药浓度也较高，不宜哺乳。最好是用药前 15 分钟哺乳，如一日 3 次的口服药，一般在每次用药前哺乳，因为此时血药、乳药浓度都很低。若乳母输液、打针前哺乳 1 次，输液 3 ~ 4 小时后挤掉 1 次乳汁。

2. 乳母用药原则

乳母尽量不用药物，如果是必须使用的药物，应严格按规定剂量和疗程使用。在同类型药物中，尽量选用对母婴危害较少的药物，如卡那霉素和庆大霉素能引起婴儿听神经损害，可改用青霉素类和其他毒性较小的抗生素。尽量减少联合用药，减少辅助用药。必须使用哺乳期禁用的药物时，应暂停哺乳。

五、老年人用药须知

随着年龄的增加，人体的器官逐渐衰老，生理功能也逐渐减弱，这是不可逆转的自然规律。特别是老年人的肝脏重量减轻，肾小球过滤功能下

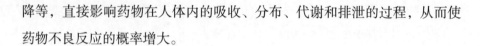

降等，直接影响药物在人体内的吸收、分布、代谢和排泄的过程，从而使药物不良反应的概率增大。

1. 老年人的用药原则

（1）用药品种避免过多：有些药物一起服用会产生化学反应，导致药效降低或失去疗效，甚至药物中毒。老年人在用药前应咨询医生，问清楚药物是否存在配伍禁忌。由于老年人的记忆力下降，容易漏服、误服、多服或忘服药物，一次用药不宜超过5种。

（2）用药剂量宜小不宜大：超过60岁的老年人，服药发生不良反应的概率是一般成年人的2.5倍。药物口服后，经由肠道分解和吸收，老年人身体的吸收功能逐渐衰退，对药物用量个体差异大、耐受性低，因此，老年人在用药时要从最小剂量开始，逐渐加量。一般老年人用药的剂量，应随着年龄的增加而逐渐减少。60～80岁的老年人，用药量应为3/4～4/5；80岁以上的老年人，用药量宜为成年人的1/2。

（3）用药疗程尽量缩短：由于老年人的肝肾功能逐渐变弱，如果长期服用药物，会导致药物在体内蓄积过多而中毒，产生耐药性。如庆大霉素、卡那霉素、链霉素等药物，老人长时间服用会导致听觉神经系统受损伤，造成耳聋。老年人的睡眠时间本来就短，容易失眠，久服安眠药也会形成依赖性，所以，老年人服药时间应尽可能缩短。要重视非药物疗法，这是有效的基础治疗手段。如早期糖尿病可采用饮食疗法，轻型高血压可通过限盐、运动等治疗，老年人便秘可多吃粗纤维食物、适量运动等，病情可能得到控制，而无需用药。

2. 老年人需慎用的药物

（1）忌解热镇痛药：老年人因骨关节的退行性病变，易患腰腿痛、背痛、关节痛，长期服用解热镇痛药如去痛片、消炎痛等已成习惯。引起老年人发热或疼痛的原因很多，因此，在查明病因前，用解热镇痛药只能暂时缓解症状，并不能从根本上治病，还容易延误诊断和治疗。长期服用该类药物，害多利少，不宜提倡。如老年人使用解热镇痛药用量大或用药间隔过短，可因大量出汗、体温骤降而引起虚脱；去痛片则可引起粒细胞减少，肾损害、血红蛋白变性和严重过敏反应；消炎痛有时可引起胃肠出血和锥体外系病变等毒副反应；阿斯匹林对胃黏膜有一定的刺激性，常可引起恶心、呕吐、头晕、耳鸣，胃溃疡恶化，导致胃出血和穿孔；吲哚美辛可引起心律失常、胃肠道出血及腹泻。

（2）忌大量服泻药：老年人因肠蠕动缓慢，直肠肌肉萎缩、张力减退，或精神紧张、疾病等易发生便秘。老年人长期服用泻药（如液体石蜡），可引起脂溶性维生素（维生素 A、D、E、K）缺乏，影响钙、磷的吸收，造成相关缺乏症。为此，老年人便秘，不宜长期服用泻药，宜调整膳食，加强锻炼，养成定时排便习惯，必要时可应用开塞露等。

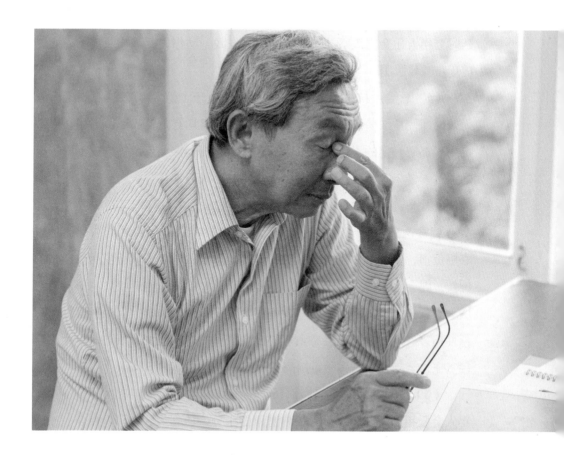

（3）忌随便服用安眠药：老年人因入睡时间延长，熟睡时间缩短，易早醒，这是老年人正常的生理现象，不必焦虑。但因精神紧张、气候变化、疾病等影响睡眠时，则可服用安眠药治疗。老年人因对安眠药的分解排泄变慢，长期应用可形成依赖性，所以不可滥用，只可偶尔短期应用，宜减少用量。必须长期服用安眠药时，宜不断更换用药品种，以避免形成药物依赖性。如苯二氮卓类药物，对老年人因失眠、情绪烦躁、高血压引起的头痛等有比较好的效果，副作用也比其他药物小，但苯二氮卓类药物的副作用也不容忽视。安定类药物能够对大脑皮质产生抑制作用，可能导致精神错乱或抑郁症。体内蓄积的安定类药物成分所产生的慢性中毒，对老年人的危害更大。如氯丙嗪等吩噻嗪类药物，用于治疗老年人精神病，往往会使便秘加重。某些强安定药物老年人服用后，会出现记忆力下降、失眠、嗜睡、蹒跚等症状，甚至影响心脏功能而猝死。长期服用安定类药物，停药时老年人还会出现呕吐、肌肉抽动、失眠、动作失调等戒断症状，所以应逐步减量服用。

（4）忌滥用抗生素：一般抗生素只对细菌性感染有效，对病毒感染无效。即使是细菌性感染，也不是所有抗生素均有效，故不可滥用。通常抗生素都有一定的毒性反应，会对肝、肾血液和神经系统等造成不同程度的损害。老年人由于肾功能的衰退，容易导致药物在肾脏内蓄积，使得血药浓度升高，导致中毒。如青霉素类药物，常用的有青霉素 G 钠盐和青霉素 G 钾盐两种。老年人大量应用青霉素 G 钠盐，会因肾功能减退而加重心脏负担，促进或加重心力衰竭；肾功能不全的老年人大量应用青霉素 G 钾盐，则会引起高血钾症，甚至心搏骤停。氨基糖苷类抗生素，如链霉素、庆大霉素、卡那霉素等，老年人应用容易发生蓄积中毒，产生肾毒性和耳毒性损害。老年人常用红霉素容易出现肝脏损害。氯霉素所致的再生障碍性贫血，老年人发病率明显增高。

（5）慎用利尿剂：患高血压、心脏病的老年人常伴有水肿，不少老年人会服用利尿药，来排除体内潴留的水分，达到消肿、降低血压、减轻心脏负担的目的。但是，这些利尿药会造成人体内水电解质紊乱，导致血压偏低、四肢无力而产生危险。例如，肝硬化腹水的病理基础是低蛋白血症和门脉高压，如果不对症用药，盲目使用利尿剂就会起不到作用，还会耽误治疗；糖尿病人使用利尿药，则不利于血糖的控制；痛风病人使用利尿药可以抑制尿酸的排泄，从而使病情加重；患有充血性心力衰竭的老年病人，只要发现水肿就用利尿药，容易引起低钾血症和低钠血症，而导致低血压、头晕、意识模糊、晕厥及心律失常等不良反应，甚至会危及生命。利尿药有很多不良反应也不容忽视，如洋地黄和排钾性利尿药同时服用，可因低血钾而引起洋地黄中毒；活动受限的老年人使用利尿剂可引起尿失禁。老年人的膳食中普遍缺钙，使用速尿及利尿酸会增加钙的排出，导致缺钙。因此，老年人要慎用利尿药，应在药师的指导下合理使用，切勿滥用久用。

（6）忌随便服用硝酸甘油：硝酸甘油是临床上使用广泛、有效的短效抗心绞痛药物，适用于急性发作的病人，能够快速缓解劳累诱发的典型心绞痛、冠状动脉痉挛引起的变异型心绞痛等。许多老年冠心病患者，都把硝酸甘油当作"救命药"，经常放在身边。但是，如果滥用硝酸甘油，将会造成严重后果。大量使用硝酸甘油后，血管平滑肌会对硝酸甘油产生耐药性，导致血管平滑肌不能有效地扩张血管和解除痉挛，而冠状动脉持续狭窄或痉挛又可加重心绞痛。骤然减药或停药可能引起血流动力学的反跳，诱发心肌缺血，从而导致心绞痛、急性心肌梗死，甚至猝死。硝酸甘油不能吞服，因为硝酸甘油在肝脏中绝大部分会被灭活，降低药效。含硝酸甘油时，老年患者宜取坐位，因为站着含药容易出现直立型低血压而易发生晕厥。老年患者初次用药时有头晕头痛的感觉，只要平卧或对症处理，很快就会恢复正常。硝酸甘油可使眼压和脑压升高，因此，青光眼、脑出血患者要慎用。硝酸甘油要避光保存，过热和见光都易分解失效。

（7）慎用降压药：老年人对降压药物比较敏感，易发生直立性低血压或急剧的血压下降，而引起肾及脑血流减少，所以应选择作用缓和的降压药并联合用药，以减少不良反应。一般应用降压药要从小剂量开始，逐渐加量，达到降压效果时可改为维持量，以巩固疗效。对血压显著偏高者，不宜使血压下降过快，否则，易引起脑血管或冠状动脉供血不足，甚至血栓。有高血压病的老年人，如果突然出现头痛、头晕、恶心、呕吐或一侧肢体麻木，短时间说话不流利，可能是高血压危象的表现，也可能是脑出血或脑血栓形成的先兆，对此不可盲目使用降压药，必须及时就诊。治疗高血压病，单靠药物不行，必须采取综合治疗措施，如适量运动、饮食疗法。有胃溃疡、十二指肠溃疡及精神抑郁症患者不宜使用利舍平；高血压伴有心绞痛患者，应禁用肼屈嗪；潜在糖尿病患者不能使用氢氯噻嗪；支气管哮喘患者不得使用普萘洛尔等。

（8）忌服大剂量维生素：维生素是维持人体新陈代谢所必需的。有些老年人把维生素当作"补药"长期服用，这是完全没有必要的，甚至是有害的。维生素 C 是治疗维生素 C 缺乏病的特效药，也用于预防冠状动脉

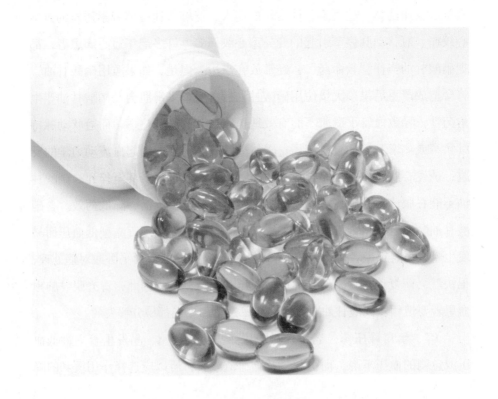

硬化和治疗肝炎、贫血等。如果大量服用维生素 C，可引起草酸尿、泌尿系结石，停药后可发生维生素 C 缺乏病。因维生素 E 具有抗衰老作用，被很多老年人所青睐，但是长期大量服用，可出现出血、疲乏、头痛和消化道不适等症状；有冠心病和高血压的老年人，出现血压增高、心绞痛恶化，引起内分泌的紊乱、生殖功能障碍等。如维生素 E 用于抗衰老，长期服用以小剂量为好，老年人每次 5 ~ 10 毫克，一日 3 次，日用量不要超过100 毫克。维生素 A 长期大量服用，能够引起维生素 A 过多症，表现为骨质增生、皮肤干燥、易激动、毛发脱落等。维生素 D 长期大量服用，可引起厌食、高血钙、高尿钙，日久可致肾功能不全，尤其是老年人可引起动脉硬化。总之，维生素类药物无论缺乏或过多，都会对人体产生不良的影响。因此，服用维生素类药物要适当，非缺勿补，多服无益。

（9）老年人要慎用大补药：中医讲究"辨证施治"的治疗原则，"补"是针对"虚"的人。老年人精血衰亏、身体虚弱、正气不足，中医认为是"虚症"，如阴虚、阳虚、气虚、血虚、脾虚、肾虚等，要有针对性地进补。进补不对症，等于做了无用功，甚至适得其反，引起不良反应。

要"辨证"进补，"补"就是补虚亏和不足，首先要弄清病情。如鹿茸、红参是温补药，阴虚火旺者不宜用，否则，可导致口干舌燥、咽痛便秘、烦躁不安等症；天冬、女贞子、枸杞子是滋阴的药，但阳虚痰湿重者不宜服用；当归、阿胶、熟地黄是养血药，对血虚者有补益作用，但长期服用会影响食欲，造成腹泻。所以，必须辨清阴阳虚实，才能对症进补，千万不要滥服补药。

不宜大补、急补。补药要经过脾胃的消化吸收，才能转换成人体所需要的营养物质。由于老年人的脾胃功能日渐衰退，消化、吸收能力降低，用补药进补不能急于求成，要循序渐进。如果大补特补，超量服药，不仅药物不能被吸收，还会引起肠胃不适等不良反应，甚至诱发其他疾病。

不能过分依赖补药。补药虽好，但毕竟是药物，长期服用都会出现不良反应。老年人服用补药时，要严格掌握药物的适应证与禁忌证。老年人身体的健康和长寿，并非补药所能达到的，还取决于很多的因素，所以不能过分依赖补药。

进补要把握时节。老年人宜在冬季补益。中医认为"冬三月者为封藏"，意思是冬天养精蓄锐，来年可少得疾病。对患有老年支气管炎、哮喘病，一到冬天病情加剧者，应该在夏天进服补药，中医叫做"冬病夏治"。因为夏天是支气管炎、哮喘病的缓解期，此时虚象突出，若能进补固本，则可减轻冬季病症的发作程度。另外，注意补药煎煮的方法，服用补药宜在饭前服用或早晚分服。特别要注意的是，老年人不应自行进补，宜遵从医生的指导。

（10）慎用损害肝功能的药物：患者服用某种药物前并无肝损害，服用该药后出现相应肝损表现，并且停药后得到改善。多在用药 1 ~ 4 周出现症状，如发热、皮疹、瘙痒等过敏现象，以及肝区痛、黄疸或细胞损害，血嗜酸性粒细胞增高，巨噬细胞或淋巴细胞转化试验阳性，转氨酶及转肽酶等肝功能指标异常。如果有药物性肝损害，立即停用可疑药物，密切观察肝损表现，注意卧床休息，给予足够热量与蛋白质饮食，食欲不佳者静滴葡萄糖及保肝药物。如有出血，应给予止血药和维生素 K、维生素 B、维生素 C 等，并维持水电解质平衡。有过敏、黄疸深且病情较重的患者，可酌情使用糖皮质激素 2 ~ 3 周。重度药物肝损可按中毒或重症肝炎处理，还可使用血透或人工透析。对该类药物或可疑的肝损药物，再次使用会加剧肝损，甚至危及生命，应绝对禁用。

预防药物性肝损害。在使用某些具肝毒性或长期服用某些药物时，应定期观察血清转氨酶症状。对有过敏史、肝肾疾病的老年人，应慎重选择药物。由于许多药物毒副反应发展迅速，定期监测并不能完全解决问题。因此，临床上应避免滥用药物及长期大量用药，以防发生严重的肝损害。老年人各器官功能日渐衰退，慢性疾病缠身，需长期服药治疗，不可避免要增加肝脏负担。用药不当还会导致严重的肝损害。

常见致肝损害的药物：心血管药物，如胺碘酮、氨力农、开搏通、普鲁卡因酰胺、肼苯哒嗪、苯妥英钠等。抗结核药物，如利福平、异烟肼等。抗肿瘤药物，如环磷酰胺、6-巯基嘌呤等。抗甲亢药物，如他巴唑、丙基硫氧嘧啶。抗生素类，如红霉素、四环素、灰黄霉素、两性霉素 B、酮康唑、磺胺、氟哌酸。解热镇痛药物，如扑热息痛、水杨酸、保泰松、炎痛喜康等。

（11）感冒不要乱吃药：老年人和身体虚弱者，由于不能适应天气变化，常会感冒，出现头痛、发热、流鼻涕等症状。有不少老年人感冒后，认为感冒是小病，不在意，随便弄些感冒药吃就行了。殊不知，感冒药会产生很多的副作用，患有某些疾病的老年人不宜随便服用感冒药。

患有支气管哮喘的老年患者，应禁止服用阿司匹林。这是由于阿司匹林具有抑制支气管平滑肌松弛作用，可导致支气管痉挛。此外，哮喘患者有可能对其他解热镇痛药如对乙酰氨基酚、布洛芬、双氯芬酸等有交叉过敏反应，如速效伤风胶囊、白加黑、泰诺、快克、康必得等，多数感冒药

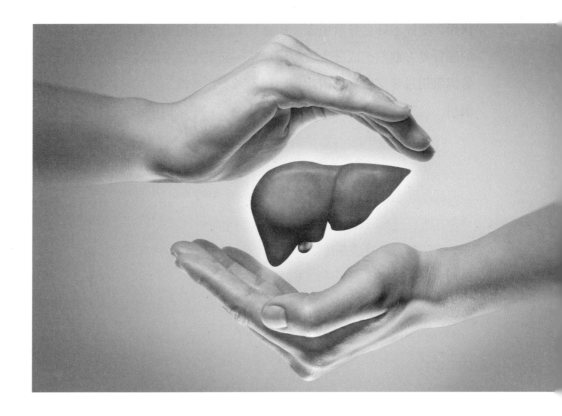

都含有对乙酰氨基酚，可能引起轻度的支气管痉挛，使哮喘病情加重。

患有冠心病和高血压的患者，不宜选择含有盐酸伪麻黄碱、布洛芬成分的感冒药，如新康泰克、白加黑、泰诺、快克、力克舒、百服宁、银得菲等。这是由于伪麻黄碱具有收缩血管、加速心率、升高血压的作用，而布洛芬能够抑制前列腺素的分泌，会导致血管收缩、血压升高。

前列腺肥大疾病患者，感冒时最好选择不含氯苯那敏的感冒药，如速效伤风胶囊、新康泰克、泰诺、感冒清、感冒通、银得菲等。氯苯那敏和苯海拉明具有轻微的抗胆碱作用，可能会造成眼压升高、尿潴留等不良情况。另外，青光眼、膀胱颈部梗阻、甲亢等患者，慎用含有此类成分的感冒药或含有盐酸伪麻黄碱的感冒药。

（12）相同作用的同类药忌合用：部分老年人由于经常用药，久病成医，会把一些作用相同的同类药合用，来增加疗效。其实，这种做法是错误的，无论中药还是西药，都存在一定的禁忌，药物之间都有相互作用，把握不好会导致中毒。如感冒类药物多用商品名，多种名称不同的感冒复方制剂，成分大致相同。若一起服用又不能准确把握剂量，极易因服用过量而中毒。因此，用药不可"想当然"，一定要按照说明书服用。

第三章　家庭小药箱配备

一、药品常识

1. 药品与保健品的区别

药品能用于预防、治疗、诊断人的疾病，有目的地调节人的生理功能，并规定有适应证或者功能主治、用法和用量，包括中药材、中药饮片、中成药、抗生素等。

《中华人民共和国药品管理法》规定，生产药品"须经国务院药品监督管理部门批准，并发给药品批准文号"，批准文号如"国药准

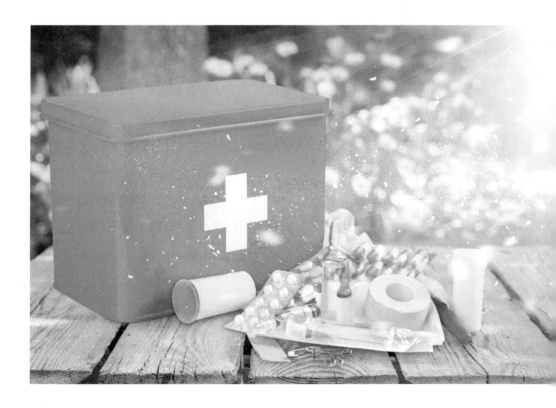

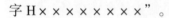

字 H×××××××××"。

保健品则不同，通常是指保健食品和保健药品。《保健（功能）食品通用标准》第 3.1 条："保健（功能）食品具有一般食品的共性，能调节人体的机能，适用于特定人群食用，但不以治疗疾病为目的。"保健食品按功能，分为延年益寿型、人体机理调节型、辅助治疗型、减肥型、其他营养型等。无论保健食品是哪种类型，都是以保健为目的，长时间使用能使人受益。保健食品由国务院卫生行政部门审批，批准文号如"×食健字"。

具有特定保健营养功能的药品，称为保健药品。由卫生行政部门审批，批准文号如"×卫药健字"。

2. 处方药和非处方药

处方药指凭医生开出的处方，才能从药房或药店获取，并要在医生监控或指导下使用的药品。处方药包括：刚上市的新药，对其活性、副作用还要进一步观察；可产生依赖性的某些药物，如吗啡类镇痛药和某些催眠安定药物等；药物本身毒性较大，如抗癌药物等；某些疾病必须由医生和实验室进行确诊，使用药物需凭医生处方，并在医生指导下使用，如心血管疾病药物等。

非处方药是由处方药转变而来，经过长期应用，确认有疗效、质量稳定，非医疗专业人员也能安全使用的药物。非处方药使用时不需医药人员监督、指导；按标签或说明书的指导使用；适应证是患者能自我做出诊断的疾病；药品起效迅速、疗效确切，患者能清楚地感受到；有助于保持和促进健康；毒副作用低，不在体内蓄积，不诱导抗药性；儿童、成人应用的非处方药需分别制备或包装。

3. 购买非处方药的注意事项

在医院、药店、诊所甚至是普通商店、超市，都可以买到非处方药。为了能正确选药，应把握以下两点：

（1）在购药前，一定要对所患疾病有一个明确诊断，或者已向医生咨询过，这样才能准确地选择药品。同种药品选择大药厂的令人更放心。

（2）如果没有医生的推荐，而是自己买药，应仔细阅读药品说明书的适应证或功能主治、不良反应、禁忌证、注意事项等，结合自己的实际情况正确选药。

4. 正确解读药品说明书

药品说明书在指导安全、有效用药方面有着重要作用。每一种药品都有说明书来介绍用途与功效等，只有正确解读药品说明书，才能安全、有效地使用自购药品。

（1）看功能主治或适应证，一般会列出该药能治疗的病症或疾病类别，与自己所患疾病相比较一下，以便选出一种最适合的药来。

（2）看服用此药后会有哪些不良反应，如困倦、嗜睡、口渴、皮疹、过敏等。有时候虽然某种药品很对症，但服用后所产生的不良反应不能耐受，只能换药。

（3）看禁忌证和注意事项，如哪些人或哪些情况下禁用、慎用或忌用，注意药品规格、用法用量、药物相互作用、贮藏方法、有效期等。有的药品需要在室温、阴凉处或凉暗处、冷处贮存。室温是指 1 ~ 30℃，阴凉处或凉暗处是指不超过20℃，冷处是指 2 ~ 10℃。一般药品贮藏温度在2℃以上，温度愈低对保管愈有利。

5. 慎用、忌用与禁用的区别

慎用是指在患者服用该药时一定要注意观察，发现不良反应立即停药，通常用于老年人、小儿、孕妇等。

忌用是指不适宜使用或避免使用，比慎用又进了一步。忌用主要是针对某个群体的警告。如肝功能减退者使用红霉素类可引起肝损害，应避免。

禁用是指绝对禁止使用，一旦误服会引起严重的不良反应，甚至是致

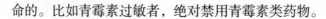

命的。比如青霉素过敏者，绝对禁用青霉素类药物。

标有慎用、忌用、禁用字样的药品，患者一定要在医生的指导下使用，以防发生意外。

二、家庭小药箱配备原则

1. 根据家庭人员的组成和健康状况配备药品

如果家有老年人和小孩，或有高血压病人、结核病人、冠心病病人、癫痫病人等，要准备相应药物。家庭药箱严禁混入家庭成员过敏的药物。如果家庭中有小孩儿的，应配备儿童用的抗感冒药、助消化药；有老年人的，应配备镇静催眠药、安神药。如果新婚夫妇暂时不想要孩子，应配备避孕药。

2. 选择作用较小的老药

老药的毒副作用已得到充分认识，一般说明书上都有明确说明。新药由于使用时间短，可能会出现一些意想不到的反应，不适于家庭备用。

3. 选择疗效稳定的药品

尽量选择口服药、外用药，少选或不选注射类药物。内服药与外用药

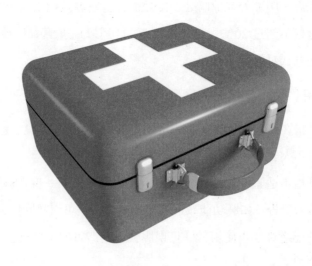

分开存放，还要有明显标志，写明是外用或是内服，以免用错药。

4. 选择副作用小的药品

"是药三分毒"，多数药品都有一些毒性反应。有些药品效果虽好，但毒副作用却很严重；有些药品见效虽较缓慢，但毒副作用却较小。因此，选用效果较好且毒副反应较低的药品，是家庭备药应遵循的首要原则。

5. 根据季节贮备药品

夏季宜贮备解暑药、止泻药和防治蚊虫咬伤药，秋季、冬季宜贮备感冒药、止咳药、平喘药、冻疮膏等。

6. 家庭小药箱药物的品种

（1）适当贮备外用药和消毒药：75% 酒精杀菌消毒，可用于局部皮肤和器械消毒；20% ~ 30% 酒精可用于物理降温；50% 酒精用于涂擦皮肤，防止褥疮。碘酒杀菌消毒，可用于皮肤疖肿等。龙胆紫液有抗菌消炎、收敛作用，可用于皮肤及黏膜的创伤消毒。红汞水抑菌，用于伤口消毒，外用于皮肤，不能用于口腔，不得与碘酒同用。开塞露润滑，用于便秘时通便，每次肛门内注入 1 支，儿童半支。氯霉素眼药水消炎，用于眼结膜炎、角膜炎、沙眼等。解痉镇痛酊活血止痛，外用于软组织挫伤、劳损疼痛、牙痛等。

脱敏药氯雷他定用于过敏性疾病，如荨麻疹、药物过敏反应、过敏性鼻炎等。

（2）抗生素：黄连素用于胃肠炎、细菌性痢疾。痢特灵用于胃肠炎、细菌性痢疾。复方新诺明抗菌消炎，用于呼吸道、肠道、胆道、泌尿道细菌感染，服用时宜多饮水，有磺胺药过敏或肝肾功能不好者勿用。氟哌酸用于泌尿系统、消化道、胆道等细菌感染。

（3）感冒发热药：克感敏用于防治感冒，为外用品，疗效迅速，

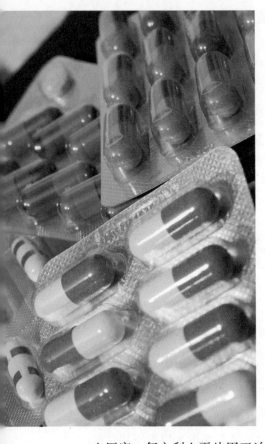

使用便捷，无副作用。正柴胡饮冲剂用于风寒感冒、食欲不振。银翘解毒片用于风热感冒，如发热、鼻塞、咽痛、口干渴等症状。

（4）解热镇痛药：复方阿司匹林用于治疗感冒发热、头痛、神经痛、肌肉痛、风湿热、风湿性关节炎等，可退热止痛。

（5）胃、腹痛药：阿托品用于治疗胃、肠、胆、肾等的疼痛。雷尼替丁用于治疗胃、十二指肠溃疡，饭前半小时服用。良附丸用于受寒脘腹急痛。

（6）心痛药：硝酸甘油用于治疗心绞痛，舌下含化。消心痛用于治疗急慢性心绞痛，为长效止痛药。速效救心丸用于心绞痛发作，含化服。

（7）降压药：复方降压片用于治疗高血压病。复方利血平片用于治疗早中期高血压病。

（8）通便药：番泻叶，便秘时用番泻叶 10 克，开水冲泡加盖闷 15 分钟，口服，并可再兑水饮用。年老体弱、脾胃虚寒、久病体弱者禁用或慎用。此外，番泻叶不能长期服用。麻仁丸用于便秘。

三、家庭小药箱药品的保存和管理

配备家庭小药箱，既保证紧急用药的供应，又尽可能减少安全隐患和药品浪费，达到安全、有效、经济的目的。要注意药品的标签，包括批号、有效期、失效期。

药品的保存方法要正确，否则，会霉变、过期、变质，造成浪费或误服后引起不良反应。存放药品不能太随意，存放容器、地点、温度、光照等都需要考虑。

1. 存放原则

药品最好放在原有的包装内，内服药和外用药分开存放。液体制剂如止咳糖浆等，开瓶后室温存放即可，避免放在低温环境中。眼药水如没有特殊要求，室温下存放即可，开瓶后1个月内没用完应丢弃不用。栓剂应放在冰箱中冷藏，以防软化。胰岛素，没开瓶的放在冰箱中冷藏；开瓶使用的室温下存放，1个月内没用完应丢弃不用。气雾剂类存放在室温下或较温暖的地方，以防使用时喷药不畅、药物不匀。中药必须在干燥低温的环境下贮存，可以用塑料袋密封，避免用铁制器皿贮存。所有药品都应放在儿童接触不到的地方。

2. 保存方法

散装药粒需避光，用避光玻璃瓶或塑料瓶盛装，最好内放干燥剂。液体制剂室温保存，如止咳糖浆、抗过敏糖浆、解热镇痛药或止流鼻涕药剂等不需放入冰箱内。因为大部分液体制剂在过低的温度下，可能会降低成分的溶解度，以致糖浆中糖分结晶，浓度发生变化。

悬浮剂分状态保存，如大部分抗生素类药品。盛装在容器的粉末状药品，在室温下的保存期限瓶外有标示，一旦加水，就应该放置在冰箱的冷藏室中保存，保存期会变短。若经常取药，可以将药品分成小包装，以免受潮；若长时间不用药，可将药品保存于冰箱中。过期失效的药品应及时丢弃，决不可服用。

3. 分门别类存放

对自备的药品进行分类，做到心中有数。将大人用药和小孩用药分开；将内服药与外用药分开存放，可以避免紧急情况下弄混；中药与西药分开存放，因为中药有较特殊的气味，以免药物串味。急救药与常规用药分开并要标明，避免急用时拿错、误服发生危险。外用药多用红字标签标明，

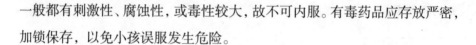

一般都有刺激性、腐蚀性，或毒性较大，故不可内服。有毒药品应存放严密，加锁保存，以免小孩误服发生危险。

4.阴凉干燥处存放

药品应放在干燥、避光和温度较低的地方。该密闭存放的药品要装入瓶中密闭保存，不能用纸袋或纸盒存放，以免氧化或潮解。妥善保管药品十分重要，尤其是金霉素眼药水、胰岛素胎盘球蛋白必须低温保存。复方甘草片、阿司匹林等有糖衣的药片，容易潮解而变质，应装在瓶内并旋紧瓶盖。中成药更要注意包装和存放，因为大部分中成药都怕受潮，热天易发霉、生虫。蜜丸不宜久存，要放在通风、干燥、阴凉处。

5.标明购入日期与药名

存放药的瓶、袋、盒上的原有标签要保持完整，药名要清楚、正确。没有标签时，一定要把内装药品的名称、用途、用法、用量、注意事项和有效期等详细标明。购入散装药品时，在药品袋上标明购买日期和药品名，有助于估计失效期。

6.适时淘汰与补充

要经常清查药箱，如发现药片（丸）发霉、粘连、变质、变色、松散，有怪味，或药水出现絮状物、沉淀时，及时丢弃并补充新药。

四、常用药物的应用

1.服用糖浆药物

糖浆药物对气道黏膜有一种特殊的安抚作用，可治疗或减轻刺激性咳嗽的发生。如果服药后立即饮水，就会冲淡药物的浓度，降低疗效，因此，服糖浆类药物后不要立即饮水。有些镇咳药物具有中枢抑制作用，常可引起病人头痛、头晕、眼花等症状。如过量服用非那根（异丙嗪）糖浆，可引起口、鼻、喉发干，腹痛、腹泻、呕吐等症状，严重者可引起惊厥。因此，止咳糖浆剂应由家长喂给孩子，防止服用过量而引起药物中毒。

2. 服用胃黏膜保护剂

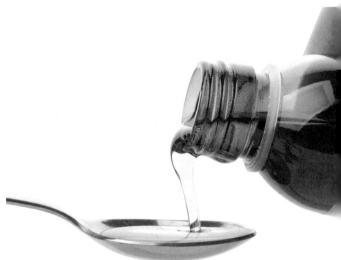

胃黏膜保护剂是治疗胃溃疡的常用药物，如氢氧化铝凝胶、硫糖铝等，这些药物仅仅是直接中和已分泌的胃酸，而不能调节胃酸的分泌。胃黏膜保护剂在服用后，进入胃内形成保护膜，起到避免胃酸侵蚀的作用。服用胃黏膜保护剂时，要注意服药姿势。人站立位时，由于药物与溃疡面接触时间短，药效难以充分发挥，所以服药后应静卧 1 小时。这样既可减慢药物的排空速度，延长药物局部作用的时间，又能减少十二指肠液的反流，减轻对胃黏膜的腐蚀作用，提高疗效。溃疡部位不同，服药后要采取不同的姿势，如胃底部后壁宜仰卧、胃体后侧壁宜左侧卧位。

3. 服用胶囊药物

服用胶囊药物时，有些人把胶囊打开，将粉末倒出服用，这样做是不对的。药物制作成胶囊，是让药物不在胃内而在肠道中溶解，以保证药效充分发挥。如果把胶囊内的药粉倒出来，不但失去了原有的保护控释作用，而且会影响疗效。

4. 服用肠溶衣片

肠溶衣片是指在胃内完整，而在肠内崩解或溶解的包衣片剂。凡遇胃液变质的药物如胰酶，对胃刺激性太强的药物如口服锑剂，作用于肠的驱虫药、肠道消毒药，须制成肠溶衣片，使其通过胃部在肠内崩解或溶解而发挥疗效。在临床上由于小儿剂量规格药物的缺乏，常将一片完整的药分成几份给患儿吃，如果是药物本身就是粉剂，则不会有什么问题，但如果是完整的糖衣片，分成几份就失去了遮味、控释、隔离作用。红霉素是一种碱性抗生素，在酸性条件下不稳定，在中性、弱碱性条件下较为稳定，故制成肠衣片供整片口服，若分开则会受胃酸破坏而降低药效。

5. 服用降压药物

目前主张，高血压患者平常血压应降到 18.2/11.7 千帕（140/90 毫米汞柱）以下，高血压合并糖尿病或慢性肾脏病变患者的平常血压应降到 16.9/10.4 千帕（130/80 毫米汞柱）以下。老年人收缩期性高血压，收缩压降至 18.2/19.5 千帕（140～150 毫米汞柱），舒张压在 7.8～9.1 千帕（60～70 毫米汞柱）～11.7 千帕（90 毫米汞柱）。凡高血压 2 级或以上病人，高血压合并糖尿病或者已有心、脑、肾靶器官损害和并发症的病人，血压持续升高 6 个月以上、非药物治疗手段仍不能有效控制血压者，必须使用药物治疗。

常用降压药物有氢氯噻嗪、呋塞米、心得安、硝苯地平、卡托普利、氯沙坦等，主要副作用为头痛、直立性低血压、心动过缓、浮肿等。药物治疗应从小剂量开始，逐步加量，达到满意血压水平再稳定服药。尽量应用长效制剂，可以减少血压的波动并提高用药的依从性。联合用药治疗可以增强药物疗效，减少不良反应。一般联合用药多用利尿剂如呋塞米，因为利尿剂既可增强降压效果，又可减轻水钠潴留（如下肢浮肿）的不良反应。

坚持终身服降压药物，不应以改变生活方式代替药物降血压，也不可因对药物的适应能力差，就不服用降压药物。患者不服用和不规律地服用降压药物，常可引起脑出血、心肌梗死等并发症；不按医嘱任意增减剂量，可以增加药物的不良反应，导致血压不稳定。对药物不适应时要遵医嘱换药。

强调长期药物治疗的重要性，服用降压药物使血压降至理想水平后，应继续服用维持量，以保持血压相对稳定，对无症状者更应强调。知晓有关降压药物的名称、剂量、用法、作用及不良反应，并留存药物使用说明书，按医嘱按时按量服药。如果根据自身症状来增减药物，忘记服药或在下次吃药时补服，均可导致血压波动。

高血压患者，应随时调整药物。清晨服药，避免"血压晨峰"。血压在一天中有两个高峰期，即 8 ～ 10 时和 15 ～ 17 时，病人可选择在早晨 7 时服用第一次降压药，第二次则应在 17 时之前。目前特别强调控制"清晨血压"，因为短暂性脑缺血发作、中风、心绞痛、猝死和心肌梗死在清晨的发生率最高。

降压用药还需"因人而异"。由于个人遗传因素和外在因素（年龄、体重、生活方式、并发症等）的影响，同一种抗高血压药物对不同病人的降压效果是不一样的，因此，降压药物要在专科医生的指导下"个性化"应用，以提高药物疗效，减少不良反应。

不可随意更改药物量或擅自停药，不可因血压高时擅自将药物量加大、血压低时减量或不吃。患者经治疗血压降至正常后，应逐渐减少剂量，不可突然停药，否则，血压会突然急剧升高。如冠心病人突然停用 α 受体阻滞剂，可诱发心绞痛、心肌梗死等。

定时测量血压，以判断疗效，观察药物不良反应。如硝苯地平有头痛、面色潮红、下肢浮肿等不良反应，如心得安可致心动过缓等。

患者服药期间注意安全，防止摔倒，不宜从事高空作业和过度紧张的工作。如有不适，应及时就诊。

6. 服用退热药物

正常人通过体温调节中枢调控体温，并通过神经、体液使产热和散热过程保持动态平衡，保持体温稳定在正常范围内。当机体在致热原作用下或体温调节中枢产生功能障碍时，体温即会超过正常范围，称为发热。发热是一个警讯，它在通知你身体的某部位"生病"了；然而发热本身不至于伤害人体，所以退热是否必要，要看发热的时间和温度。由于发热是一种正常的免疫反应，有助于白细胞抵抗细菌毒素，有一定的抗病能力；观察发热的热型可以帮助诊断病因，一味退热反而会掩盖病情，所以不太高的体温是不着急退热的。但是，发热会加强新陈代谢过程，造成能量的消耗，尤其婴幼儿发热会导致脱水，甚至高热惊厥，所以要根据实际情况退热。

7. 服用维生素类药物

维生素是维持人体代谢和健康所必需的营养要素之一。一般维生素不能在人体内合成，主要从膳食中获得。从原则上讲，全面均衡饮食可以不必补充维生素。维生素按用途，可分为治疗用维生素和营养补充用维生素两大类。

治疗用维生素需按缺乏症选择，一般用单品种，缺什么补什么，采用治疗量。如维生素 A 用于治疗夜盲症，维生素 B 用于维生素 B 缺乏症，烟酸用于糙皮病，维生素 C 用于维生素 C 缺乏症，维生素 D 用于佝偻病等。

营养补充用维生素主要应用于饮食不平衡的人群，应多品种、小剂量、经常或连续服用，这样有利于吸收和利用，可以全面补充各种维生素。

医学专家认为，维生素并非多吃就好，人们只要正常饮食，不挑食，不偏食，根本不用补充维生素。

五、口服抗生素药物注意事项

抗生素是在生物［包括微生物（如细菌、真菌、放线菌）、植物和动物］生命活动过程中所产生的，能以低微浓度有选择地抑制或影响其他生物功能的有机物质。抗生素可抑制病原体的生长、繁殖，直接杀死病原体。因此，抗生素可用于抗感染治疗，也可用于抗肿瘤治疗、免疫抑制等。抗生素不仅用于医疗，还可用于农业、畜牧业和食品工业等方面。

1. 滥用抗生素的危害

凡超时、超量或未严格按照适应证选择使用抗生素，都属于抗生素滥用。我国的门诊感冒患者约有 75% 应用抗生素，外科手术者抗生素的使用率则高达 95%。据统计，我国每年约有 8 万人直接或间接死于滥用抗生素，造成的机体损伤和病菌耐药情况更是无法估计。有专家指出，长期、反复不按原则使用抗生素会导致人体菌群失调和继发感染，对人的听力、肝、肾等产生危害，还会产生过敏和毒性反应。例如，氨基糖苷类可致耳聋、肾功能损害，氯霉素可致再生障碍性贫血等严重不良反应。此外，长期大量滥用抗生素会使身体的病菌产生耐药性，最终使抗生素失去抗菌活性。归纳起来，滥用抗生素可导致细菌耐药、机体损害、二重感染和资源浪费等。

2. 有些抗生素用前须做皮试

皮试是皮肤或皮内敏感性试验的简称。有些药物在临床使用中易发生

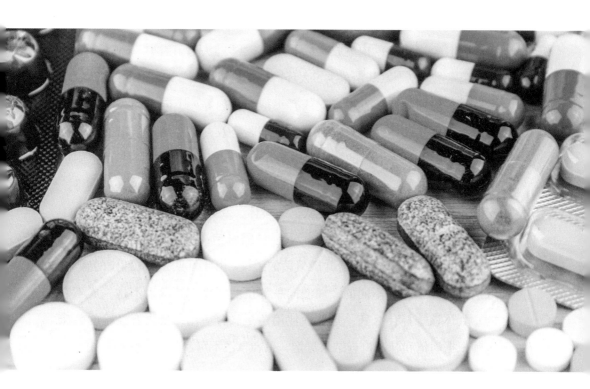

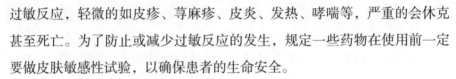

过敏反应，轻微的如皮疹、荨麻疹、皮炎、发热、哮喘等，严重的会休克甚至死亡。为了防止或减少过敏反应的发生，规定一些药物在使用前一定要做皮肤敏感性试验，以确保患者的生命安全。

易引起过敏反应的药物，有青霉素类、头孢菌素类、链霉素、庆大霉素、卡那霉素、四环素类、磺胺类、阿托品、氨茶碱、咳必清、胰岛素、抗毒血清、疫苗等。在使用过程中并不是所有容易过敏的药物都需要做皮试，按照有关规定用前必须做皮试的药物，主要有青霉素类、链霉素、破伤风抗毒素血清、盐酸普鲁卡因、细胞色素 C 等。头孢菌素类、清开灵（冻干粉针）、α - 糜蛋白酶、维生素 B_1 注射液、胸腺素肽注射液等，对于过敏体质者用前也要做皮试。

3. 抗生素使用误区

在抗生素的日常使用中，人们往往认为越新、越贵、越广谱，疗效就会越好，并常常以此作为用药标准。事实上，这是对抗生素的误解。

要想正确选择和使用抗生素，首先必须正确认识抗生素。临床上常用的抗生素，分为 β - 内酰胺类（包括青霉素类、头孢菌素类、碳青霉烯类、单环菌素类等）、氨基糖苷类、大环内酯类、喹诺酮类；其他如四环素类、糖肽类、酶抑制剂与青霉素类或者头孢类合剂等。不同种类抗生素的抗菌谱是不一样的，有的只针对某一类细菌有效，而有的是广谱的，甚至是超广谱的。感染人体的致病菌分为革兰阳性菌（简称 G^+）和革兰阴性菌（G^-），还有需氧菌和厌氧菌；此外，有非典型病原体感染，如病毒、支原体、衣原体、真菌等。皮肤、扁桃体、支气管等部位感染的常是 G^+ 需氧菌；肠道和泌尿系统感染的常是 G^- 需氧菌；肺脓肿、支气管扩张、腹腔脏器的疾病等，往往合并厌氧菌的感染。由此可见，不同部位的感染，致病微生物往往是不同的；即便同一部位的感染，细菌也不是一成不变的。具体该选择什么药，是单独使用还是联合应用，要由有经验的临床医师根据病情和辅助检查结果选定，患者自己不可乱用。不恰当的用药，不仅会贻误最佳治疗时机、浪费资源、损害机体，还可能诱发细菌耐药，给治疗带来困难。

也有的人认为，无论什么部位的感染都一律选择广谱抗生素，但事实恰恰相反，广谱抗生素也是有所偏重的，如第3代头孢菌素和喹诺酮类主要是针对 G⁻ 杆菌；广谱抗生素会毫无选择地杀灭人体的致病菌与非致病菌，从而引起致命的二重感染，危及患者的生命。

4.联合应用抗生素的指征

联合用药是为了发挥药物的协同作用，从而提高药效，降低或避免药物副作用，延缓或减少耐药菌的产生。另外，联合用药可扩大混合感染、不能作细菌学诊断疾病的治疗范围，但也不能盲目联用。联合用药适用情况：病因未明的严重感染，尤其是病情险恶的严重感染；单一抗菌药不能有效控制的严重感染，或混合感染；长期用药或单用一种抗生素；已产生耐药性；一般抗生素不易到达部位的感染。

如果是病毒感染，则不宜用抗生素。皮肤、黏膜等局部感染，尽可能不全身应用抗生素。如果是预防性应用抗生素，除非是确实有效才可使用。不明原因的发热暂时不宜使用抗生素，以免耽误病情。

5.合理掌握疗程

一般抗生素，宜使用至患者体温正常、症状消失后 3～4 天。如果急性感染在用药 48～72 小时后临床效果欠佳，可考虑调整用药。注意抗生素不可用用停停、停停用用，也不能急于调换抗生素。一种药物起效往往需要一定的时间。用药后短时间内症状未见好转，就盲目认为该药疗效不好，而调换其他抗生素，这样不仅达不到治疗效果，还会使细菌产生耐药性，造成疾病的反复，延误治疗。

长期使用抗生素，有导致二重感染的可能。二重感染又称继发感染，是指继发于药物治疗后的新的感染。如长期使用广谱抗生素时，胃肠内敏感细菌被消灭，造成菌群失调，致使不敏感的细菌或真菌大量繁殖，引起继发感染。

6.不能片面追求使用新药、进口药

抗生素疗效好不好，主要决定于细菌对所选的药物是否敏感，否则，再新再昂贵的药也无用。

7.不良反应的观察

在使用抗生素期间，要注意是否有不良反应。如有皮疹、荨麻疹等过敏反应，要及时采取措施，或减量、停药，或进行针对性治疗。

8.常用抗生素

（1）青霉素：毒性很低，但容易发生过敏反应，因此，口服青霉素类抗生素前必须进行皮肤过敏试验，有部分人在皮试时就发生过敏性休克。大多数人以为只有注射青霉素前需要皮试，其实，许多口服的青霉素类药物需要在使用前就做皮试（如上呼吸道细菌感染时常用的阿莫西林）。

（2）头孢类抗生素：如头孢克肟，大剂量使用时有肾毒性，造成血尿和肾脏损害，因此，服药后需大量饮水以稀释药物在肾内的浓度，减低其毒性。部分患者对青霉素和头孢类药物同时过敏，因此，有青霉素过敏病史的人，使用头孢类药物时也需谨慎。

（3）四环素：四环素因为会与食物发生化学作用而失去效力，因此，最好在饭前1小时或饭后2小时服用。四环素类药物能在骨骼和牙齿沉积，与钙结合，妊娠5个月以上的孕妇和新生儿最好不要使用。

（4）氯霉素：氯霉素对骨髓造血功能有抑制作用，会导致新生儿和早产儿的肝脏发育不全，发生"灰婴综合征"，因此，早产儿和新生儿要避免使用。某些成年人也可能口服氯霉素而发生不可逆的再生障碍性贫血，所以氯霉素现今已较少口服，糖尿病患者、心肌梗死患者、孕妇、乳母和蚕豆病患者都要慎用。

（5）**奎诺酮类**：如氟哌酸、氧氟沙星和环丙沙星等会引起人的软骨组织损害，因此，不能用于妊娠期妇女、乳母和新生儿。奎诺酮类还会引起神经症状，因此，癫痫患者禁用。

（6）**磺胺类药物**：早前因磺胺类药物出现较多耐药菌而被"弃用"较长时间后，对许多细菌又恢复了敏感性，由于它价格低廉，重新成为临床医生的新宠。但 G-6PD 酶缺乏症（又称"蚕豆病"）患者，服药后会溶血而发生黄疸。此外，这类药物还有肾毒性，因此，服药后也要大量饮水减少肾损害。

（7）**甲硝唑**：甲硝唑可以治疗毛孔粗大和青春痘，与某些头孢类抗生素一样，甲硝唑与乙醇一起服用时会产生恶心、呕吐、腹部疼痛和头痛等症状，所以使用甲硝唑时最好不要饮酒或饮用含乙醇的饮料。

（8）**大环内酯类**：如罗红霉素为抑菌剂，主要用于上呼吸道感染等病症，服用时注意有无胃肠道反应。

（9）**盐酸小檗碱**：如黄连素为抑菌剂，对痢疾致贺菌引起的肠道感染效果显著，为家庭可自备使用的非处方药。

9.认识抗生素的应用误区

（1）**抗生素可以治疗一切炎症**。抗生素不直接针对炎症发挥作用，而是对引起炎症的微生物有杀灭作用。抗生素仅适用于由细菌引起的炎症，而对病毒引起的炎症无效。局部软组织的淤血、红肿、疼痛，过敏反应引起的接触性皮炎、药物性皮炎，以及病毒引起的炎症等患者，都不宜使用抗生素治疗。

（2）**抗生素可预防感染**。抗生素仅适用于由细菌和部分微生物引起的感染，对病毒性感冒、麻疹、腮腺炎、伤风、流行性感冒等患者给予抗生素治疗有害无益。

（3）**广谱抗生素优于窄谱抗生素**。抗生素的使用原则：能用窄谱的，就不用广谱的；能用低级的，就不用高级的。如果明确了致病微生物，最好使用窄谱抗生素，否则，就容易增强细菌对抗生素的耐药性。

（4）**新的抗生素比老的好，贵的抗生素比便宜的好。** 选择抗生素要因病、因人而异，坚持个体化给药。例如，红霉素是老牌抗生素，价格很便宜，对于军团菌和支原体感染的肺炎疗效较好，而价格高的碳青霉烯类抗生素和三代头孢菌素的效果就不如红霉素。另一方面，新的抗生素产生往往是因为老的抗生素产生了耐药性，如果老的抗生素有疗效，就应当使用老的抗生素。

（5）**使用抗生素的种类越多，越能有效地控制感染。** 现在一般不提倡联合使用抗生素，因为联合用药有时不仅不能增加疗效，反而降低疗效，而且容易产生一些毒副作用或者细菌对药物的耐药性。一般能用一种抗生素解决的问题，绝不使用两种。

（6）**一旦有效就停药。** 抗生素的使用有一个疗程问题，如果有了一点效果就停药，不但治不好病，病情还会复发。

（7）**自购抗生素或将剩余抗生素服用。** 抗生素类药物属于处方药，应在医务人员指导下应用。需要强调的是切勿滥用抗生素，因为抗生素只对细菌感染有效，对病毒感染无效。目前将抗生素盲目用于防治病毒感染的现象相当普遍，应引起重视。

六、口服降糖药物

糖尿病患者必须遵医嘱定期复查血糖，根据血糖水平调整用药，科学服用降糖药。

1.注意不同降糖药物的服用时间

弄清所服用降糖药的时间表，并严格遵守。第一种，饭前30分钟服用，如优降糖、达美康、美吡达、糖适平等。第二种，诺和龙、唐力等起效快，作用时间短暂，餐前半小时或进餐后给药可能引起低血糖，故应在餐前5～20分钟口服。第三种，二甲双胍，是通过增强肌肉、脂肪等外周组织对葡萄糖的摄取和利用而起到降低血糖作用的，加上药物对胃肠道有刺激性，故宜在饭后服用，以减少不适感。第四种，进餐时服用，最好与第一口饭同时嚼服，如拜糖平、倍欣、米格列醇等。其主要作用是促使饭后血糖值下降，若在饭前过早服用或延迟到饭后

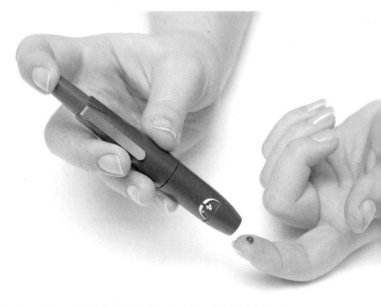

服用，都会丧失降糖作用。第五种，早晨空腹服用，如胰岛素增敏剂，包括罗格列酮、吡格列酮等。由于此类降糖药作用时间较长，一次服药，降糖作用可以维持 24 小时，故每日早餐前服药 1 次即可。

2. 服用降糖药要注意补钙

糖尿病患者要及时补钙，最好选择溶解度高、不刺激胃、易于吸收的钙片，进餐的时候服用，可比餐后服用的吸收率提升 20%。同时调整食谱，增加奶类、豆类、绿叶蔬菜等含钙量高的食品，以保护骨骼。另外，糖尿病患者还要定期到医院做骨密度检查，一般每年查 1 次，目的是及时发现骨质流失的情况，以便调整治疗方案，预防骨质疏松、骨折的发生。

3. 随时有应急准备

在糖尿病人衣袋中，要随时携带一张写明姓名、地址、疾病、家庭或联系电话号码的卡片，还要注明有事与何人联系和急救中心电话。

4. 不可随便停用降糖药物

有些病人血糖控制好些时就想减药，甚至自行中断药物治疗，轻者使

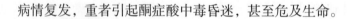

病情复发，重者引起酮症酸中毒昏迷，甚至危及生命。

5. 服用降糖药 2 小时后再喝养生茶

糖尿病患者根据自己的病情，喝点养生茶确有好处。如经常口干舌燥、面红目赤者，可饮用菊花茶、薄荷茶以清热止渴；便秘者，可饮用决明子茶、麻子仁茶以润肠通便；腹泻、腹胀、食欲不振者，可饮用大枣茶；伴有高血压，经常感到头晕目眩者，可饮用菊花茶、薄荷茶或夏枯草茶以泻火降压；伴有睡眠障碍，出现心悸、心慌者，可饮用酸枣仁茶、合欢茶以养心安神；伴有高脂血症者，可饮用决明子茶、姜黄茶、生山楂茶等以祛脂活血。

七、正确应用退热药

一般正常人的体温在 36 ~ 37℃，不同个体略有差异，并且 24 小时之内会稍有波动，但一般不超过 1℃。人的体温受体温调节中枢控制，并通过神经、体液因素使产热和散热过程呈动态平衡，从而保持体温在相对恒定的范围内。

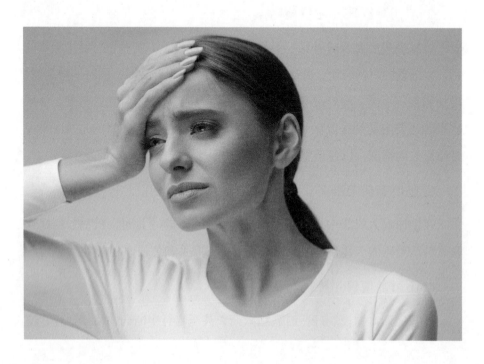

任何原因引起体温调节中枢功能障碍时，体温升高超出正常范围，均称为发热。很多疾病都可以引起发热，如感染性疾病（细菌、病毒、支原体、真菌、立克次体、螺旋体、寄生虫等）、风湿热、大手术后组织损伤、内出血、大面积烧伤、恶性肿瘤、药物热、重度脱水、甲状腺功能亢进、慢性心力衰竭、自主神经功能紊乱等。临床上将人体温37.3～38℃称为低热，38.3～39℃称为中等度热，39.1～41℃称为高热，超过41℃称为超高热。

临床上常有这样的患者，尤其是儿童患者的家长，只要一见体温升高就立即用退热药，甚至所谓"预防性"服用退热药，这是非常不正确的。因为发热是人机体的一种保护性反应，发热时白细胞吞噬细菌的能力会增强，使人体抗病能力增强。如果在发热开始时就用上退热药，不仅对机体不利，而且对治疗疾病也不利。如患伤寒时用退热剂，可加速肠壁淋巴组织的坏死。当然，发热超过一定程度，就会严重影响人体代谢，引起消化功能、中枢神经系统紊乱，超过40℃可引起脏器细胞损害，甚至危及生命。因此，临床上当人体温超过38.5℃时，就应该采取退热措施（包括物理降温、服用退热药物等）。

临床上退热药很多，家庭常用的有复方阿司匹林（APC）、对乙酰氨基酚（扑热息痛）、吲哚美辛（消炎痛）、布洛芬、尼美舒利等，均属于非甾体抗炎药。试验证明，该类药的解热作用机制是抑制了下丘脑的环氧酶（COX），阻断前列腺素E（PGE）合成，使体温调节中枢的体温调定点恢复正常。该类药物只能降低发热者的体温，而不能把体温降得过低（低于正常体温），也不影响正常人的体温。

（1）复方阿司匹林（APC）：其主要成分为阿司匹林、非那西丁、咖啡因。阿司匹林和非那西丁均具有解热镇痛作用；咖啡因为中枢兴奋药，能兴奋大脑皮层，收缩脑血管，加强前两种药物缓解头痛的作用。临床上可用于发热、头痛、牙痛、神经痛、肌肉痛、月经痛、关节痛等。阿司匹林长期大量使用，能引起胃肠道反应、过敏反应、肝肾损害等。血友病、消化道疾病患者以及3个月以下婴儿禁用；阿司匹林能透过胎盘,进入乳汁,故孕妇、哺乳期妇女不宜应用；6岁以下儿童慎用。老年患者因肾功能减退，应用本品易出现毒性反应，故应慎用或适当减量使用。

（2）扑热息痛：临床上用于发热，缓解轻、中度疼痛，如头痛、偏头痛、关节痛、肌肉痛、牙痛、神经痛等。长期大量应用该药，会导致肝、肾功能异常，因此，严重肝、肾功能不全者禁用；本品能透过胎盘进入乳汁，故孕妇及哺乳期妇女不推荐使用；1岁以下儿童应在医师指导下使用。本品用于解热时，连续使用不超过3天；用于止痛时，连续使用不超过5天。老年患者应慎用或适当减量使用该药。

（3）消炎痛：临床上用于解热、急性风湿性关节炎、类风湿性关节炎、骨关节炎、强直性脊柱炎、癌性疼痛、胆绞痛、偏头痛、月经痛等。本品不良反应较多见，发生率在35%～50%，主要表现胃肠道反应（如恶心、呕吐、腹痛、溃疡，甚至胃出血、胃穿孔）、中枢神经系统症状（如头痛、眩晕等）、抑制造血系统（如粒细胞减少、再生障碍性贫血等）、过敏反应（如皮疹、哮喘等）、肝功能损害（如出现黄疸、转氨酶升高等）。因此，消化道溃疡活动期、肾功能不全、本类药物过敏者，癫痫、精神病患者，孕妇、乳母及儿童禁用本品。

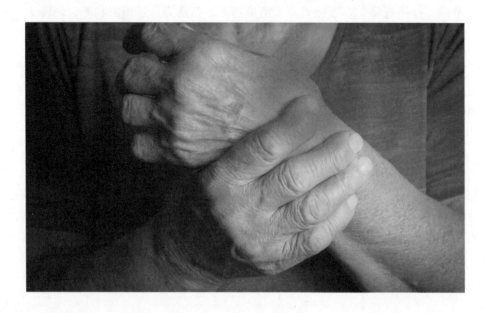

（4）布洛芬：临床用于缓解各种慢性关节炎的急性发作或持续性的关节肿痛；治疗非关节性的软组织风湿性疼痛，如肩痛等；用于急性的轻、中度疼痛，如手术、创伤后疼痛等；用于成年人、儿童的发热。本品主要不良反应，包括消化道症状，如恶心、呕吐等；神经系统症状，如头晕、嗜睡等；另外，还可能出现皮疹、支气管哮喘、白细胞减少等。孕妇和乳母不宜用本品，支气管哮喘、心功能不全、高血压、血友病或其他出血性疾病、有消化道溃疡病史、肾功能不全等患者慎用本品。

（5）尼美舒利：本品有抗炎、镇痛、解热作用，临床用于慢性关节炎（如类风湿性关节炎）、手术后疼痛、急性创伤后疼痛、耳鼻咽部炎症引起的疼痛、痛经、发热等。不良反应主要是胃肠道反应，如恶心、胃痛等，一般都比较轻微。孕妇和乳母慎用，老年患者应在医生指导下减量使用。

另外，糖皮质激素（简称激素）也具有退热作用，临床常用。激素退热的机理，是能降低体温调节中枢对内源性或外源性致热源的敏感性，但这种退热作用并不持久，易引起炎症加重、延长病程、消化道出血、升高血糖等副作用，因此，绝不能将其作为常规退热药使用。对于某些有明显中毒症状的重症感染，可在应用有效抗生素的同时短期加用激素，有助于缓解中毒症状，改善病情。必须在医师的指导下正规使用，同时加用对抗或预防副反应的药物，如果不加辨别和限制地滥用激素，会引起机体免疫功能紊乱，削弱机体的抵抗力，导致感染扩散、病情加重；长期、大量滥用激素，还可以引起高血压、糖尿病、消化系统溃疡等严重情况。

八、常用维生素的功能与过量的危害

人体对维生素的需求量很小，每天只需几毫克或几微克，一般从食物中摄取，足以维持所需。如果过量服用，可导致不良反应，甚至诱发疾病。维生素不能在人体内合成，大部分也不能储存，而只能从食物中摄取。维生素可分为脂溶性维生素如维生素 A、D、E、K 等、水溶性维

生素如维生素 B_1、B_2、B_6、C 等。

1. 维生素 A

本品具有促进生长、维持上皮组织正常机能的作用，能增强视网膜的感光力。临床用于治疗因维生素 A 缺乏所致的夜盲症、角膜软化、皮肤干裂、粗糙及黏膜抗感染能力低下等病症。维生素 A 一般无毒性，但长期大量服用，可引起皮肤瘙痒、食欲不振、脱发、骨痛等病症。含维生素 A 较多的食物，有胡萝卜、鸡蛋、西红柿、牛奶、牛肝和猪肝、鱼肝油、菠菜、莴苣、大豆、青豌豆、橙子、杏等。

2. 维生素 D

本品能促进小肠黏膜和肾小管对钙、磷的吸收，促进骨代谢，维持血液钙、磷的平衡。维生素 D 缺乏后，儿童易患佝偻病，成年人易患骨软化，老年人易患骨质疏松症等。本品临床主要用来防治儿童的佝偻病和成年人的骨软化症、关节痛等。维生素 D 过量的主要毒副作用是血钙过多，引起心血管系统异常，心脏及大动脉异常钙化。含维生素 D 较多的食物，有牛奶、酸牛奶、蛋黄、蘑菇、酵母、鱼、鱼肝油等。

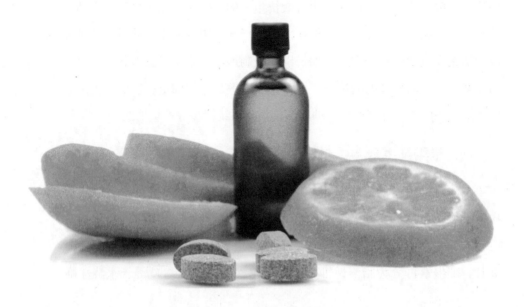

3. 维生素 E

本品主要用于习惯性流产、不育症、进行性肌营养不良、心血管疾病、脂肪肝、新生儿硬肿症的辅助治疗、抗衰老等。长期大量服用维生素 E，可导致血栓性静脉炎或肺栓塞，或二者同时发生；血压升高，停药后可下降或恢复正常；男女两性均可出现乳房肥大、头痛、视力模糊、皮肤皲裂、唇炎、荨麻疹、糖尿病或心绞痛症状加重、激素代谢紊乱、血中胆固醇和甘油三酯水平升高、免疫功能减退。含维生素 E 较多的食物，有橄榄油、亚麻油、牛奶、蛋黄、辣椒、生菜、小麦、面包、白菜和花生等。

4. 维生素 K

维生素 K 是一类具有凝血作用的维生素总称，如维生素 K_1、K_2、K_3、K_4、K_5、K_6、K_7。其主要作用是参与肝脏合成凝血酶原，加速血液凝固。临床主要用于梗阻性黄疸、胆瘘、慢性腹泻、早产儿及新生儿出血等，也可用于预防长期应用广谱抗生素而产生的维生素 K 缺乏症。该类药毒性较低，但较大剂量的维生素 K_3 可致新生儿和早产儿溶血性贫血、高胆红素血症及黄疸。含维生素 K 较多的食物，有酸奶酪、紫花苜蓿、蛋黄、鱼肝油、红花油、大豆油、猪肝、海藻类、绿叶蔬菜、椰菜花、西兰花、椰菜、稞麦等。另外，人体小肠后半部的细菌可合成维生素 K。

5. 维生素 B_1

本品又称硫胺素或抗神经炎素。维生素 B_1 在体内参与糖的分解代谢，有保护神经系统的作用，还具有维持消化腺正常分泌和胃肠道蠕动的作用。人每天服用超过 5 ～ 10 克维生素 B_1，偶尔会出现发抖、疱疹、心跳加速、过敏等副作用。含维生素 B_1 较多的食物，有花生米、胚芽、米糠和麸皮、奶粉等。

6. 维生素 B_2

本品又叫核黄素，可用于防治口角炎、唇炎、舌炎、结膜炎、阴囊炎

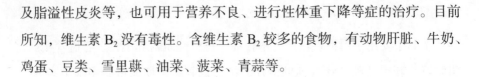

及脂溢性皮炎等，也可用于营养不良、进行性体重下降等症的治疗。目前所知，维生素 B_2 没有毒性。含维生素 B_2 较多的食物，有动物肝脏、牛奶、鸡蛋、豆类、雪里蕻、油菜、菠菜、青蒜等。

7. 维生素 B_6

本品又叫抗皮炎维生素、盐酸吡多辛。临床主要用于放射治疗引起的恶心、妊娠呕吐，异烟肼和肼屈嗪等药物引起的周围神经炎、白细胞减少症及痤疮、脂溢性皮炎等。人每天服用维生素 B_6 超过 10 克，会引起神经紊乱。含维生素 B_6 较多的食物，有牛肉、鸡肉、鱼肉和动物内脏等。

8. 维生素 C

本品又叫抗坏血酸，能抗氧化、保护细胞。人体自身无法合成维生素 C，必须从食物中获取。临床主要用于维生素 C 缺乏病、肝硬化、急性肝炎及重金属慢性中毒时肝脏损伤的治疗，大剂量维生素 C 可用于克山病患者发生的心源性休克，还能用于过敏性皮肤病、贫血、高脂血症和感冒的治疗。人每天服用维生素 C 超过 12 克，可形成尿路结石；每日服用超过 1 克，可致腹部绞痛、腹泻；每日服用超过 0.6 克，会致尿频。儿童长期大剂量服用维生素 C，可影响骨骼的发育。大剂量维生素 C 可导致部分妇女生育能力下降，并影响胎儿的发育。含维生素 C 较多的食物，有韭菜、菠菜、西红柿、红枣、橘子、柚子、柠檬、山楂、猕猴桃等。

九、常见身体疾病警告信号

1. 吞咽困难——食道癌

食道癌多发于中老年人。食道癌发病因素有很多，主要与患者的进食和吸烟等不良生活习惯有关。食道癌病人表现为进行性吞咽困难，进食时常会觉得有某种东西贴附在食管壁上，吞咽不下。引起食道癌的原因就是长期形成的食管黏膜损伤，所以在生活中我们一定要注意少食烫食、粗食，少饮浓茶等。

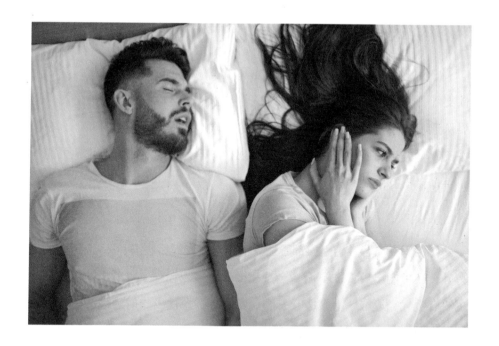

2. 身体疲乏、鼾声如雷——阻塞性睡眠呼吸暂停综合征

突然感觉十分疲乏，困得不得了，这种情形可能很多人都经历过。但是，如果困倦的程度十分严重，那就可能不是单纯的睡眠不足，而是患了阻塞性睡眠呼吸暂停综合征。肥胖、睡眠时鼾声如雷的老年人更需要注意。该病患者有可能在睡眠中出现窒息，因此，不能掉以轻心。

3. 视力下降、视物模糊——白内障

病人有时眼前出现固定黑点，就像有苍蝇来回飞一样。白内障的主要症状是视力逐渐下降、视物模糊、怕光，阅读和看物时眼疲劳。

4. 头痛伴有眼痛、视力下降——青光眼

患青光眼的老年人如果一次性喝水过多，就会发生头痛和眼痛，伴视力下降、恶心、呕吐。其原因是饮水速度快，血液渗透压下降，进入眼内的水分过多，引起眼压升高而头痛、眼痛。患者戴眼镜还会出现头痛、眼胀、视力下降，应及时到眼科就诊。

5. 咳嗽、咳痰——慢性支气管炎

慢性支气管炎的主要症状是咳嗽和咳痰。引起长期咳痰的疾病除了慢性支气管炎以外，还有肺结核和支气管扩张。患慢性支气管炎的老年人早晨从温暖的家中外出，或吸入被污染的空气，或吸烟，会不断咳嗽。在慢性支气管炎初期痰量少且透明，仅出现在冬季，但随着病情恶化，可能一整年都会咳痰，很少发热。

6. 上腹部不适、消化不良——胃炎、胃溃疡

慢性胃炎患者常感上腹部不适、消化不良，饭后腹痛、恶心、呕吐等。另外，还可能出现食欲不振、全身疲倦或体重减轻等。胃溃疡的早期症状主要有嗳气、返酸、上腹胀、恶心、呕吐等，急性发作时表现为上腹部烧灼样疼痛，具有节律性，表现为餐后痛。如果出现黑便，可能是胃溃疡出血。胃溃疡会造成胃穿孔、胃出血，甚至癌变。胃癌的症状与慢性胃炎、胃溃疡相似，且 70% 胃癌患者早期毫无症状。

7. 关节疼痛——痛风

痛风是血中尿酸异常增多，沉积在关节和肾，引起疼痛，导致器官功能障碍疾病的总称。尿酸是细胞新陈代谢所产生的，就是身体把各种物质转化为热量消耗之后的残渣。尿酸的结晶沉淀在关节的滑膜上，引起急性炎症，患者出现难以忍受的关节疼痛，叫做痛风发作。

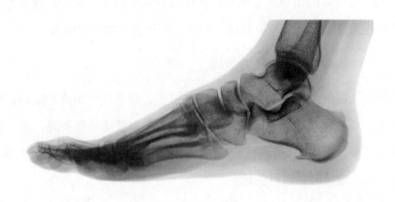

8. 手震颤、僵硬——帕金森病

帕金森病最典型的症状为震颤、肌肉痉挛、不能运动等，是从四肢局部开始，而不会双手双脚同时出现症状。这些症状缓慢加重，在两三年后会发展到身体的另一侧。在发病 5 ~ 10 年后，患者无法正常行走，呈急速小步走的"慌张步态"。医生往往单凭患者的步态，就可判定为帕金森病患者。

9. 经常口渴想喝水、吃得多、体重下降、皮肤干燥瘙痒——糖尿病

糖尿病患者的早期典型症状有"三多一少"，即喝的多、吃的多、尿的多，反而体重会下降。根据医学统计显示，有一半以上的糖尿病患者在早期并没有"三多一少"的典型症状，没能及时做血糖检查，等到被确诊为糖尿病时，就已经得了严重并发症。部分糖尿病人可发生全身或局部皮肤干燥脱屑，剧烈瘙痒，足部皮肤干燥易裂，甚至溃疡、坏死。所以，如果老年人出现上述信号，可去医院检查。

10. 头晕、头痛、耳鸣——高血压

患者出现头晕、头痛症状，首先检查血压是否正常，老年人患高血压的可能性比较大。65 ~ 74 岁的老年人，高血压的发病率为 40% 以上。老年人坚持运动，合理饮食，保持心情愉快，对控制血压很重要。

11. 失忆、失认——老年痴呆

老年痴呆是一种原发性退行性脑病。约 1/3 的老年痴呆患者有失忆，不认识亲人和熟悉朋友的面貌。老年性痴呆的记忆障碍，以记住新知识能力受损和回忆远期知识困难为特点。患者的日常表现为丢三落四、说完就忘，同一问题反复提问。但患者早期遗忘已明显时，远期记忆相对保留，以致亲属常认为患者记忆并不差。理由是几十年前的事都记得清清楚楚，因此，容易忽视。记忆力衰退是脑血管性痴呆早期的典型症状。

12. 腰痛——腰椎间盘突出

患者久立或负重后即感腰部钝痛，为腰型腰椎间盘突出的早期信号。从事重体力劳动的中老年人椎间盘退变严重。脑力劳动者的发病率也不低，这可能与长期处于坐位和活动量相对少有关。

13. 胸痛、胸闷——冠心病

由冠状动脉粥样硬化引起的心脏病，称为冠心病。这种粥样硬化的斑块堆积在冠状动脉硬膜上，越积越多，使冠状动脉管腔严重狭窄，甚至闭塞，导致心肌的血流量减少、供氧不足，产生一系列缺血性表现，如胸闷、憋气、心绞痛、心肌梗死等。

14. 夜尿增多——前列腺肥大

前列腺肥大，又称良性前列腺增生症，是影响 50 岁以上男性健康的常见病。由于前列腺恰好位于膀胱出口处，围绕着尿道的特殊位置，一

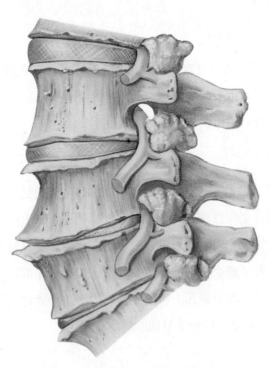

旦增生便会压迫尿道，使膀胱内的尿液排出受阻，引起泌尿系统的一系列病变。患者表现尿频、尿急，尤其是夜尿次数增多、进行性排尿困难、尿失禁。

15. 驼背、腰背痛、易骨折——老年人骨质疏松

骨质疏松症表现骨组织受损，骨矿成分和骨基质等比例减少，骨质变薄，骨小梁数量减少，骨脆性增加和骨折危险度升高，是一种全

身骨代谢障碍疾病。绝经后妇女易患骨质疏松症，是因为绝经后雌激素水平下降，骨吸收增加所致。中老年人易患骨质疏松症，是因为钙调节激素的分泌失调致使骨代谢紊乱。老年人由于椎体压缩变形，使脊椎前倾，背曲加剧，形成驼背，身长也会缩短；由于脊柱前屈，肌肉疲劳痉挛，产生慢性腰痛；老年人常常因为骨质疏松、骨骼的弹性变差、身体的灵活性降低等原因，容易发生骨折。特别是冬季雪天路滑，摔一跤就可能导致老年人骨折。适度的运动有利于肌肉和骨骼健康，补钙也有利于增加骨骼强度。

16. 不爱说话，感觉孤单——老年抑郁症

老年人患抑郁症，有的表现为情绪低落、失眠多梦、行动迟缓、寡言少语、空虚寂寞；或身体疲惫、体重减轻、食欲不佳、焦虑不安；或头晕恶心、心慌气短、背痛、腹痛无名疼痛、心血管异常等。由于这些老年人受到严重的、慢性的躯体疾病折磨，再加上缺少关爱，长期情绪低落，导致抑郁症，自杀率升高。作为儿女的，要细心观察父母生理、心理的微妙变化，早预防、早发现、早治疗抑郁症。

17. 排便习惯改变——肠癌

排便习惯异常，如排便次数增加，同时出现少量黏液性便、黏液血便，是直肠癌常见的早期症状。有的早期直肠癌患者仅有腹胀、腹痛、消化不良、食欲减退等症状。右半结肠癌患者表现早期粪便稀薄，有脓血，排便次数增多。当癌肿继续增大而影响到排便时，还可交替出现腹泻与便秘。左半结肠癌患者则多表现排便困难，并不断加重。若癌肿位置较低，还可表现排便不畅和里急后重。所以，老年人一旦有排便习惯的改变，最好去医院检查。

18. 刺激性干咳、咳血、胸痛——肺癌

肺癌患者表现阵发性刺激性呛咳，有咳不净的感觉，一般无痰或只有

少量白色泡沫痰，继发感染可出现脓痰。如经抗感染治疗2周后无改善，应警惕肺癌的可能；一般肺癌患者咯血量很少，常为血丝痰，可持续数周、数月或间歇性发作。由于咳血的量少或间歇出现，易被人忽视。事实上，中老年以上出现血痰者，约有1/4为肺癌所致。因此，当出现不明原因的痰血时，切莫麻痹大意。周围型肺癌，胸痛可为首发症状，胸痛常固定于病变部位，早期多呈间歇性隐痛不适，体位改变、深呼吸和咳嗽时胸痛加剧。因此，凡不明原因而出现固定部位的胸痛，应早作检查。

19. 肝区疼痛——肝硬化、肝癌

原发性肝癌的早期症状不明显，肝区疼痛是最常见、最主要的临床症状。多为持续性隐痛、钝痛、胀痛或刺痛，以夜间或劳累后明显。原发性肝癌的临床症状有肝区疼痛、腹胀、乏力、纳差、消瘦、发热、黄疸、体重下降，以及肝脏进行性肿大或有上腹肿块等。肝硬化的症状和肝癌类似，肝硬化可以发展为肝癌。肝癌患者一旦出现症状，大多数都是晚期，所以老年人定期体检很重要。

第四章 对症用药

一、呼吸系统疾病

1.感冒发热

感冒是由呼吸道病毒引起的，包括冠状病毒和鼻病毒。当人体抵抗力下降，如受凉、营养不良、疲劳过度、烟酒过度、全身性疾病，以及鼻炎影响呼吸道畅通时，容易诱发感染。感冒发作后继发细菌感染，引起全身症状。

【治疗】

（1）对症治疗：若咳嗽有痰，用复方甘草合剂；若喉咙不适，用润喉片，如草珊瑚含片等；若头痛发热，口服复方阿司匹林；或复方氨基比林1支，肌注；或感冒清；若鼻塞，用滴鼻净滴鼻。

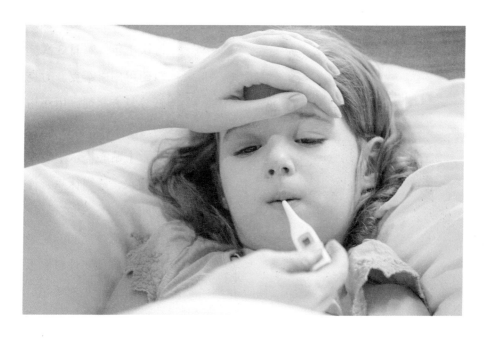

（2）抗病毒治疗：用抗病毒口服液或吗啉胍。

（3）抗菌治疗：用青霉素 C 皮试，肌注，或用先锋霉素；或将抗生素加入葡萄糖盐水中，静滴。

患者注意多休息，多喝水。

【贴心提示】感冒通常引起上呼吸道感染，发热超过 38.9℃达 3 天以上，或喉咙出现黄斑或白斑，下颌及颈部的淋巴结肿大，或畏寒、呼吸不畅，都须及时就医。

2. 上呼吸道感染

上呼吸道感染是鼻腔、咽或喉部急性炎症的统称。常见病原体为病毒，少数是细菌。

【症状】风寒型，恶寒重，发热轻，头痛，周身酸痛，鼻塞，流清涕，咳白稀痰；风热型，发热重，恶寒轻，头、咽部痛，咳嗽，咳黄痰。

【治疗】风寒型可用三九感冒灵颗粒，每次 1 包，每日 3 次。羚羊感冒片，每次 3 片，每日 3 次。小柴胡颗粒，每次 1 包，每日 3 次。风热型可用维 C 银翘片，每次 2 片，每日 3 次。银翘解毒颗粒，每次 1 包，每日 3 次。小柴胡颗粒，每次 1 包，每日 3 次。西药可用康泰克、力克舒等复方制剂，用法均为每次 2 片，每日 3 次。

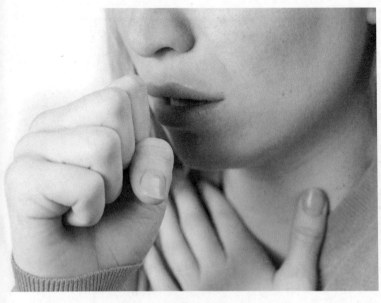

【贴心提示】患者多饮水，适当休息，注意防寒保暖、居室通风。在感冒流行期间，年老体弱者可预防性口服板蓝根颗粒，每次 1 包，

每日 3 次。用药前详细阅读说明书，因为抗感冒药中多含有抗过敏成分（包括部分中成药），有嗜睡作用，高空作业人员、驾驶员等慎用。合并细菌感染时，应在医生指导下加用抗生素治疗。年老体弱者、儿童、长期用免疫抑制剂者、冠心病和糖尿病患者等易引起并发症，及时到医院诊治。有的传染病早期症状与感冒相似，因此，患者伴有高热、剧烈的头痛和呕吐、皮疹等症状时，及时到医院诊治。

3. 过敏性鼻炎

过敏性鼻炎是机体对某些过敏源敏感性增高，而出现的以鼻腔黏膜病变为主的过敏反应。

【症状】鼻痒、打喷嚏、鼻塞、流清涕，晨起或遇冷空气时症状加重。

【治疗】

（1）中医治疗：使用扶正固表、宣通鼻窍的药品。如玉屏风散加减：黄芪 9 克，白术 9 克，防风 6 克，苍术 6 克，牛蒡子 6 克，水煎服，每日 1 剂。

（2）西医治疗：抗组胺药物如氯雷他啶（开瑞坦），每次 1 片，每日 1 次。驾驶员、操作机械、高空作业人员禁用。

（3）鼻喷剂：如辅舒良（丙酸氟替卡松），每日每个鼻孔各喷 1 ~ 2 次。如果过量使用，可造成肾上腺功能的显著抑制。

（4）脱敏治疗：对于有确切过敏源的患者，可以到有资质的医院进行脱敏治疗。

【贴心提示】避免接触过敏源，季节性发作者在发作期间要少出门，出门时要戴口罩。发作期应禁食鱼、虾等海产品，牛乳、蛋类等食品。很多患者长期将过敏性鼻炎当做普通感冒治疗，不仅没有疗效，而且因滥用抗感冒药物而损害机体。

4. 急、慢性咽炎

咽炎是咽黏膜、黏膜下组织和淋巴组织的炎症，常因上呼吸道感染而诱发。

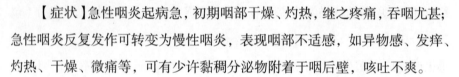

【症状】急性咽炎起病急，初期咽部干燥、灼热，继之疼痛，吞咽尤甚；急性咽炎反复发作可转变为慢性咽炎，表现咽部不适感，如异物感、发痒、灼热、干燥、微痛等，可有少许黏稠分泌物附着于咽后壁，咳吐不爽。

【治疗】

（1）急性咽炎：双黄连口服液，每次1支，每日3次；穿王消炎片，每次5片，每日3次。辅以局部含化药物，如金嗓子喉片，每次2片，每日3次；草珊瑚含片，每次2片，每日3次。

（2）慢性咽炎：养阴清火汤剂口服（沙参12克，麦冬12克，玉竹12克，枇杷叶12克，党参12克，炙甘草10克，玄参12克，桔梗12克）；双花、连翘、桔梗、麦冬、甘草各5克，代茶饮；辅以含化药物，如金嗓子喉片、西瓜霜含片、草珊瑚含片等，用法同上。

【贴心提示】患者锻炼身体，预防感冒。急性咽炎期间禁烟酒，少食辛辣、油腻、腥膻食品，多饮水和吃新鲜蔬菜、水果。

5. 急性支气管炎

支气管炎多由上呼吸道感染诱发。

【症状】咳嗽，咳白痰或黄痰，常伴有发热、咽痛、鼻塞、流涕等症状。

【治疗】

（1）抗感染治疗：罗红霉素，每次150毫克，每日2次。阿莫西林，每次0.5克，每日3次。左氧氟沙星片，每日0.4～0.5克，顿服。重症可静脉用药。

（2）止咳化痰治疗：川贝枇杷膏，每次10毫升，每日3次。盐酸氨溴索口服液，每次20毫升，每日3次。

【贴心提示】患者锻炼身体，预防感冒。患病期间适当休息，多食新鲜蔬菜、水果，忌辛辣、油腻、生冷食物。慎用单纯的镇咳药物，以免痰液不易咳出而加重病情；剧烈咳嗽影响睡眠时，可服用10～20毫升复方可待因糖浆。

6. 肺炎

这里的肺炎是指社区获得性肺炎，即在医院外罹患的感染性肺实质炎症，包括具有明确潜伏期的病原体感染，而在入院后平均潜伏期内发生的肺炎。主要致病微生物是肺炎链球菌、流感嗜血杆菌、支原体等。

【症状】患者发热，重症可持续高热。咳嗽，咯黄痰，有时痰中带有血丝，伴有胸痛、头痛、周身酸痛不适。重者呼吸急促、精神萎靡，有并发症时可以引起感染性休克，危及生命。

【治疗】

（1）中医治疗：麻杏石甘汤加减，麻黄6克，杏仁12克，石膏30克，甘草9克，黄芩12克，牛蒡子12克，桔梗12克，水煎服，每日1剂。

（2）西医治疗：患者在医生指导下选用青霉素类，如阿莫西林胶囊每次0.5克，每日3次；头孢类如头孢拉定，每次2粒，每日3次；大环内酯类如罗红霉素，每次0.15克，每日3次；喹诺酮类如环丙沙星，每

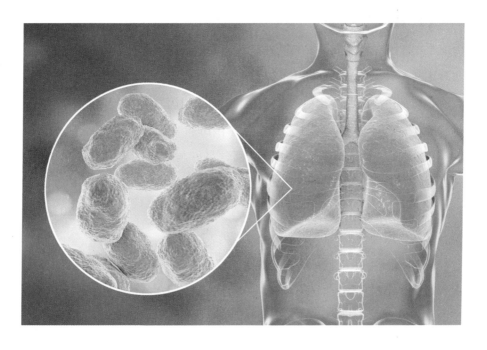

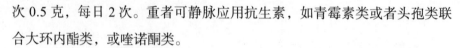

次 0.5 克，每日 2 次。重者可静脉应用抗生素，如青霉素类或者头孢类联合大环内酯类，或喹诺酮类。

【贴心提示】患者锻炼身体，预防感冒。患病后适当休息，加强营养，多食新鲜蔬菜、水果。在流感期间年老体弱者和儿童少去公共场所。肺炎的影像学改变在病愈后不会立即消失，因此，患者体温正常后 3 天即可考虑停药，而不必等到影像学显示恢复正常。

二、消化系统疾病

1. 反流性食管炎

胃内容物（包括十二指肠液）反流入食管导致的食管黏膜破损，称为反流性食管炎，属于中医"吐酸、嘈杂"的范畴。

【症状】患者胸骨后烧灼样疼痛，可放射到胸背肩部。一般卧位、前屈时疼痛明显，进食酸性食物后症状加重；表现夜间泛酸、间歇吞咽困难、出血等症状，口服抑制胃酸药可减轻。

【治疗】

（1）促进胃动力药物：胃复安（灭吐灵），每日 3 次，每次 1～2 片，饭前服用。注意胃复安不要与阿托品或普鲁本辛同服，否则，效果会降低。西沙比利，每次 1 片，每日 3 次，饭前半小时口服，注意心脏病患者慎用。莫沙必利，用法同西沙比利，常见的副作用是腹泻。多潘立酮（吗丁啉），每次 10 毫克（1 片），每日 3 次，饭前半小时口服。

（2）H_2- 受体拮抗剂：甲氰咪胍，最好与食物同服，每日早、中、晚饭时各服一次，每次 1 片，临睡前再服用 2 片。雷尼替丁，每次 150 毫克（1 粒），每日 2 次，饭前半小时口服。法莫替丁，每次 20 毫克，每日 2 次，饭前半小时口服。

（3）质子泵阻滞剂：奥美拉唑（洛赛克），每次 20 毫克，每日 1～2 次，饭前半小时口服。兰索拉唑（达克普隆），每次 30 毫克，每日 1 次，饭前半小时口服。

（4）保护黏膜药：硫糖铝（胃溃宁），每次 1 克（2 片），每日 3 ~ 4 次，饭前 1 小时和睡前服用。

【贴心提示】床头垫高 15 ~ 20 厘米，以减轻反流，多垫枕头无效，因为只抬高头、颈、胸部，而胃没有放低，反而引起胸腹交界处后凹，使胃处于高位而促进反流。控制饮食，少食多餐，低脂肪饮食，睡前不进食，食后不要立即仰卧，肥胖者应减轻体重。戒烟以增强食管黏膜抵抗力。酒、咖啡、巧克力等均可降低食管括约肌压力，禁用。

2. 慢性胃炎

慢性胃炎是一种常见病、多发病，是指胃黏膜慢性炎症改变。在胃镜检查中，慢性胃炎占所有胃病的 80% 以上。慢性胃炎通常是指慢性浅表性胃炎和慢性萎缩性胃炎，二者常可同时存在，中医称为"胃痛"、"呃逆"等。

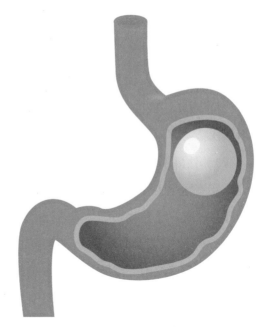

【症状】有程度不同的消化不良症状，如上腹隐痛、食欲减退、餐后饱胀、反酸、嗳气等。萎缩性胃炎可有贫血、消瘦、舌炎、腹泻等。

【治疗】

（1）根除幽门螺杆菌治疗：对幽门螺杆菌阳性者，可给予三联疗法，疗程 1 周。奥美拉唑，每次 20 毫克，每日 2 次，饭前半小时口服；克拉霉素，每次 0.5 克，每日 2 次，饭后半小时口服；阿莫西林，每次 1.0 克，每日 2 次，饭后半小时口服。

（2）对症治疗：

①腹胀、恶心、呕吐，可给予胃肠动力药。胃复安，每次1片，每日3次，饭前半小时服用；吗丁啉，每次1片，每日3次，饭前半小时服用。

②伴有胃灼热、反酸等胃酸增多者，可给予抑酸药。如甲氰咪胍，最好与食物同服，每日早、中、晚饭时各服一次，每次1片，临睡前再服用2片；雷尼替丁，每次1片，每日2次，饭前半小时服用；法莫替丁，每次1片，每日2次，饭前半小时服用；奥美拉唑，每次1片，每日1次，早饭前半小时口服或者晚上睡觉前服用。

③有胆汁反流者，可给予胃肠动力药、中和胆盐的药物。吗丁啉，每次10毫克（1片），每日3次，饭前半小时服用；硫糖铝（胃溃宁），每次1克（2片），每日3～4次，饭前1小时和睡前服用。

④伴恶性贫血者，给予维生素 B_{12} 和叶酸。维生素 B_{12}，每次50～200微克，每日或隔日一次，肌肉注射；叶酸，每次5～10毫克，每日3次。

（3）外科手术：萎缩性胃炎伴重度不典型增生或重度肠化生者，尤其是大肠型肠化生者，必要时可考虑手术治疗。

【贴心提示】患者适当休息、注意保暖。少食多餐，饮食不宜过冷过热，给予易消化且无刺激性食物。胃酸低的，可给予刺激胃酸分泌的饮食（如肉汤）。胃酸过高时，给予富含脂肪的食物和浓菜汤，不宜吃酸性食物和甜食。讲究饮食卫生，进食时精神集中，不要边看书边吃饭，或一边干活一边吃东西。戒烟禁酒。积极治疗上呼吸道和口腔慢性炎症，防止炎性分泌物吞入胃中。

3. 消化性溃疡

消化性溃疡是指因胃肠黏膜防御屏障被破坏，而导致的胃和十二指肠溃疡。消化性溃疡呈急性或慢性过程，以慢性最多见，故又称为慢性消化性溃疡。该病多见于青壮年，胃溃疡较十二指肠溃疡发病年龄约晚10年。

十二指肠溃疡较胃溃疡多见，二者比例 3 ：1，两个部位均有者称复合性溃疡，中医称为"胃痛"或"腹痛"。

【症状】慢性、周期性、节律性上腹痛，胃溃疡进食后疼痛加重，而十二指肠溃疡有典型的空腹痛（即饥饿痛，进食可缓解疼痛）、夜间痛。其中，胃溃疡可恶变，而十二指肠溃疡引起穿孔、出血、腹膜炎的几率大于胃溃疡。上消化道钡餐透视检查或者胃镜检查可确诊，胃镜下进行胃黏膜活检，还可鉴别溃疡的良恶性。

【治疗】

（1）药物治疗：

①抑酸药物：H_2-受体拮抗剂，能阻止组胺与受体结合，从而使胃壁中的壁细胞分泌胃酸减少。甲氰咪胍（西咪替丁），与食物同服，每日早、中、晚饭时各服一次，每次 1 片，临睡前再服用 2 片；雷尼替丁，每次 1 片，每日 2 次，饭前半小时服用；法莫替丁，每次 1 片，每日 2 次，饭前半小时服用，4 周为一疗程。质子泵阻滞剂，抑制壁细胞分泌 ATP 酶，有效减少胃酸分泌，如奥美拉唑，每日 20～40 毫克，4 周为一疗程。

②增强胃黏膜防御力药物：胶体次枸橼酸铋（枸橼酸铋钾），每次 120 毫克，每日 4 次，餐前服，8 周为一疗程。硫糖铝，可选用片剂或混悬液。硫糖铝（胃溃宁），每次 1 克（2 片），一日 3～4 次，饭前 1 小时和睡前服用。

③患者根除幽门螺杆菌（HP）治疗，可采用三联疗法。奥美拉唑，每次 20 毫克，每日 2 次，饭前半小时口服；克拉霉素，每次 0.5 克，每日 2 次，饭后半小时口服；阿莫西林，每次 0.5 克，每日 3 次，饭后半小时口服，疗程 1 周。

（2）手术治疗：适应证，如大量出血经内科积极处理无效，急性穿孔，器质性幽门梗阻，内科治疗无效的顽固性溃疡，胃溃疡疑有癌变。

【贴心提示】

（1）消化性溃疡属于典型的身心疾病范畴，心理—社会因素对发病起着重要作用，因此，保持乐观规律的生活方式，避免过度紧张与劳累，在本病的发作期或缓解期很重要。当消化性溃疡活动期症状较重时，要卧床休息几天乃至 1 ~ 2 周。

（2）患者吃饭时应细嚼慢咽，避免急食。咀嚼可增加唾液分泌，稀释中和胃酸，有提高胃黏膜屏障的作用。有规律地定时进食，以维持正常消化功能；在溃疡急性活动期，患者以少吃多餐为宜，每天进餐 4 ~ 5 次，症状得到控制后再恢复到平时的一日三餐。饮食注意营养，但无需规定特殊食谱。在急性活动期患者应戒烟酒，禁食咖啡、浓茶、浓肉汤和辣椒、醋等刺激性调味品，禁食损伤胃黏膜的药物。饮食不过饱，以防止胃窦部的过度扩张而增加胃泌素的分泌。

（3）对少数伴有焦虑、紧张、失眠等症状的患者，可短期使用一些镇静药或安定剂。

（4）禁用致溃疡、出血的有关药物，如肠溶阿司匹林、保泰松、消炎痛等。

【保健药膳】

（1）砂仁肚条。

原料：砂仁末 30 克，猪肚 100 ~ 150 克。

制法：猪肚洗净，切成小块，入沸水余透捞出，刮去内膜。锅内加骨头汤、葱、姜、花椒适量，放入猪肚，文火煮熟，撇去血泡浮沫，捞出猪肚晾凉切片。原汤 500 毫升煮沸后，放肚片、砂仁末、胡椒粉、猪油、味精适量，沸后用湿淀粉勾芡，装盘即成。

功效：补益脾胃，理气和中。

适应证：适用于老年胃及十二指肠溃疡、慢性胃炎属脾胃虚弱，即食欲不振、脾胃气滞、食少腹胀等症。

（2）粥烫卷心菜丝。

原料：卷心菜 50 克，大米 100 克，盐、味精、香油适量。

制法：煮粥，加入卷心菜丝，放入盐、味精、香油等调味而成。

功效：清心除烦，补脾养胃。

适应证: 适用于老年慢性胃病，如胃中灼热、泛酸、心烦易怒、口苦口燥、便秘等。

4. 溃疡性结肠炎

溃疡性结肠炎是慢性、非特异性、溃疡性结肠炎的简称，是一种原因未明的直肠和结肠慢性炎性疾病。主要症状是腹泻、黏液脓血便、腹痛和里急后重。病情轻重不等，多反复发作或呈慢性经过。本病可发生于任何年龄，以 20 ~ 50 岁患者多见。男女发病率无明显差别。中医属于"痢疾"范畴。

【症状】有持续性或反复发作性黏液血便，腹痛多局限于左下腹或下腹部，为痉挛性疼痛，便后减轻，伴不同程度的全身症状（如发热、消瘦、

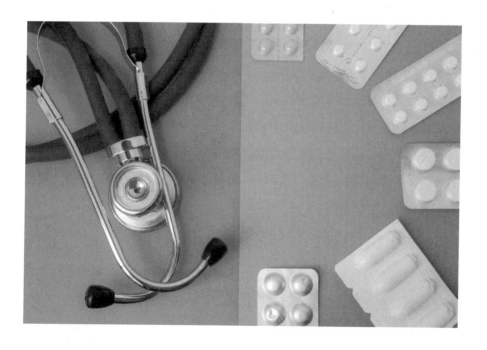

贫血等）。

【治疗】

（1）内科治疗：

①抗炎药物：轻度可选用柳氮磺胺吡啶（SASP），每次1克，每日3～4次，饭后口服。注意长期口服柳氮磺胺吡啶，可引起肝脏损害，影响骨髓造血功能。建议用药的同时口服肝泰乐（葡醛内酯），每次0.1克，每日3次，以保肝解毒，同时定期监测血白细胞。也可选用与SASP相当剂量的5-氨基水杨酸制剂（爱迪莎），每次1包，每日2次口服。病变位于直肠者，可酌情用柳氮磺胺吡啶栓剂，每次0.5～1克，每日2次；氢化可的松琥珀酸钠盐灌肠液，每次100～200毫克，睡前保留灌肠。中药保留灌肠治疗，苦参30克、败酱草30克、地榆炭20克、青黛10克、黄连10克、黄芩15克、白及40克、薏苡仁40克，水煎100毫升，加入三七粉3克保留灌肠，每日1次。

②肾上腺皮质激素和促肾上腺皮质激素：主要用于溃疡性结肠炎急性期和严重病例。强的松，每次15～20毫克，每日2次（早、午）。要注意激素的副作用，在医生的指导下应用。

③免疫抑制剂：对应用抗炎药或激素无效的病人，可改用或加用其他免疫抑制剂（如硫唑嘌呤等），要遵医嘱。

（2）外科手术指征：肠穿孔或濒临穿孔；大量或反复出血；肠狭窄并发肠梗阻；癌变或多发性息肉；中毒性巨结肠内科治疗无效；结肠周围脓肿或瘘管形成；长期内科治疗无效，影响儿童发育。

【贴心提示】暴发型和急性发作期病人应卧床休息，可适当镇静并禁食数日；其他类型的病人，可给予易消化、少纤维营养丰富的食物，避免食用乳制品。

5.肠道易激综合征

肠道易激综合征是临床上常见的肠道功能性疾病，是一种特殊病理生理基础的，独立性的肠功能紊乱性疾病。其特征是肠道壁无器质性病变，但整个肠道对刺激的生理反应有过度或反常现象。该病表现为腹痛、腹泻或便秘、腹泻交替，有时粪便中带有大量黏液。

【症状】患者表现腹痛、腹胀、腹泻及便秘等，一般情况良好，无消瘦和发热等，或伴有失眠、烦躁不安、悲观失望等情绪改变。

【治疗】

（1）腹泻型：易蒙停，每次1片，每日3次口服，以减少肠蠕动。思密达，每次1包，每日3次，饭前1小时或饭后2小时口服。首次口服剂量加倍，为2包，以保护肠道黏膜。

（2）便秘型：莫沙比利，每次1片，每日3次口服，以促进肠蠕动；乳果糖，每次20毫升，每日2次口服，可使粪便变软，排便次数增加。

【贴心提示】便秘型患者要改变不良生活习惯，多吃蔬菜、水果、粗粮，早晨起床后要适量喝水，养成按时排便的习惯，即使排不出大便也要定时蹲便，以形成条件反射。经常做腹部按摩操（以脐周为中心，从右下腹按顺时针方向按摩至左下腹，每次坚持100次以上），多运动，保持乐观情绪等，均可改善病情。必须重视心理治疗，去除诱因，消除精神负担。必要时给予黛力新，早晨、中午各口服1片，以改善神经症状。

6. 慢性病毒性肝炎

临床上肝炎急性期过后，病程超过6个月而肝脏炎症仍持续存在者，称为慢性肝炎。慢性肝炎多是从急性病毒性肝炎转变而来，机体自身免疫功能紊乱，长期应用损害肝脏药物，机体对药物过敏，酗酒，某种酶的缺乏、代谢紊乱等，均可导致本病，属中医的"胁痛"范畴。

【症状】患者倦怠乏力、食欲不振、厌油腻，体重减轻，上腹或肝区持续疼痛，或有逐渐加重的黄疸、腹胀及鼻衄等。病变严重者，可出现肝功能不全、明显厌食、恶心呕吐，甚至腹水、肝昏迷等。

【治疗】

（1）一般治疗：适当休息，合理营养，特别注意蛋白质和维生素的摄入，控制糖、脂肪的摄入和保持体重。避免应用损害肝脏的药物。

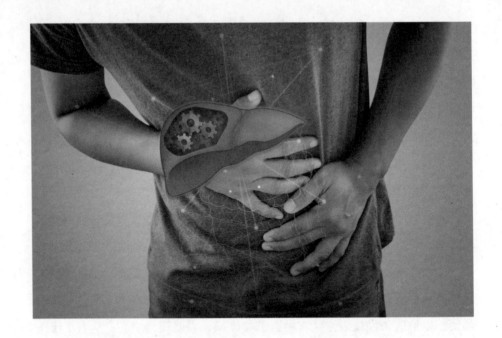

（2）药物治疗：

①抗病毒和/或调节免疫治疗：干扰素，300万单位，皮下注射，隔日1次，用药期间监测白细胞。转移因子，在上臂内侧或大腿内侧腹股沟下端皮下注射，每次1支（2毫升），每周1～2次，1个月后改为每2周一次。胸腺素，每次30毫克，肌肉注射，每日或隔日1次。

②改善和恢复肝功能及降酶药物：10%葡萄糖500毫升，加维生素C 3克、门冬酸钾镁20毫升，静脉点滴，每日1次，还可加入普通胰岛素8个单位；甘利欣（甘草酸二铵）100～150毫克，加入5%葡萄糖250毫升中，静脉点滴，每日1次；肝泰乐，每次1～2片，每日3次口服。

（3）慢性重症肝炎的治疗：

①一般治疗：注意休息，严格控制蛋白质的摄入，每日不超过20克。如病情好转，每3～5天可增加10克蛋白质。首选植物蛋白，肉类蛋白质尽量少摄入。补充各种维生素。有条件可多次输注白蛋白、新鲜血浆或全血。注意水、电解质和酸碱平衡，特别要预防低血钾。

②应用免疫增强剂：胸腺素30毫克，肌肉注射，每日或隔日1次。

③防治肝性脑病：限制蛋白质摄入，每日不超过20克，以植物蛋白为主。通便，口服乳果糖，每日30～60克，分3次服用，调整至患者每日排出2～3次软便。新霉素每日2～6克，分4次口服。精氨酸10克、谷氨酸钠11.5克，加入5%葡萄糖250毫升中，静滴，每日1次。支链氨基酸250毫升，静滴，每日1次。

④防治出血：维生素K_1，每次10毫克，肌肉注射，每日1次；消化道出血，给予质子泵抑酸剂（如奥美拉唑），并可酌情口服凝血酶或去甲肾上腺素。

⑤防治肝肾综合征：注意抗感染，保证水、电解质和酸碱平衡；避免应用损害肾脏的药物；及时补充血容量；合理应用利尿剂。必要时行血液透析。

⑥腹水的治疗：应用利尿剂，补充白蛋白，必要时行腹水浓缩超滤回输术。

⑦其他：抗病毒治疗、前列腺素、人胎肝细胞悬液及肝细胞生长素均可适当应用。

【贴心提示】禁烟酒，控制血糖和血脂，停用有肝脏毒性的药物等。控制食用含糖量高的土豆、芋头、山药、粉条、巧克力、甜点心等，少吃或不吃煎炸食品。多食含有甲硫氨基酸丰富的食物，如小米、荞麦面、芝麻、油菜、菠菜、菜花、甜菜头、海米、干贝等。这些食品可促进体内磷脂合成，保护肝细胞。限制食盐，适量饮水。

7. 急性胆囊炎

急性胆囊炎由化学性刺激和细菌感染而引起，症状为发热、右上腹痛和压痛，伴恶心、呕吐、轻度黄疸和血白细胞升高等。通常分为急性结石性胆囊炎和急性非结石性胆囊炎两型，前者占85%～95%。急性胆囊炎多发生于中年、肥胖者，发病率女性比男性高2～3倍。本病归属于中医学"胃脘痛"、"腹痛"、"胁痛"的范畴。

【症状】患者右上腹疼痛，常因进食油腻食物诱发或加重，腹痛剧烈，

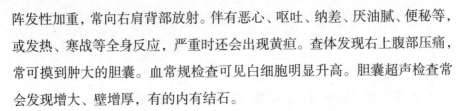

阵发性加重，常向右肩背部放射。伴有恶心、呕吐、纳差、厌油腻、便秘等，或发热、寒战等全身反应，严重时还会出现黄疸。查体发现右上腹部压痛，常可摸到肿大的胆囊。血常规检查可见白细胞明显升高。胆囊超声检查常会发现增大、壁增厚，有的内有结石。

【治疗】

（1）细菌感染时抗生素治疗：阿莫西林，每次 0.5 克，每日 3 次，青霉素过敏者禁用。克拉霉素，每次 0.5 克，每日 2 次。病情严重时静脉用药，以便尽快控制感染。如左氧氟沙星 0.4 克或 0.5 克，每日 1 次；或生理盐水 100 毫升中加入先锋霉素 V 2.5 克，静脉点滴，每日 2 次；配合甲硝唑 250 毫升，静脉点滴，每日 2 次。

（2）利胆药：利胆醇，每次 1～2 丸，每日 3 次，饭后服维他，每次 1～2 片，每日 2 次。熊去氧胆酸片，每次 2 片，每日 2 次，胆道完全阻塞和严重肝、肾功能障碍者忌用。硫酸镁，50% 溶液每次 10 毫升，每日 3 次，口服，呕吐、便溏患者不宜服用；孕妇、妇女月经期、急腹症及有肠出血可能者，禁用。消炎利胆片，每次 6 片，每日 3 次。新癀片，每次 2～4 片，每日 3 次。

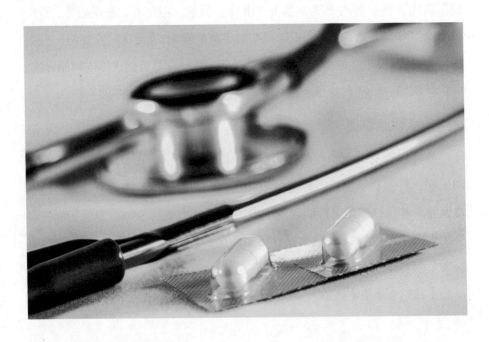

胆石通胶囊，每次 4 ~ 6 粒，每日 3 次。四川金钱草 200 克，煎汤代茶饮用。

（3）解痉止痛药：疼痛严重时选用普鲁本辛，每次 1 ~ 2 片，每日 4 次，青光眼患者忌用。颠茄片，每次 1 ~ 2 片，每日 3 次。青光眼、前列腺肥大和急腹症诊断未明时，慎用或忌用。硝酸甘油，每次 0.5 ~ 1.0 毫克，舌下含服，可用于胆绞痛发作时。青光眼、低血压、脑出血、颅内压增高者忌用。

（4）手术治疗：凡经服用药物无效且病情不断发展，影响生活和工作者，可考虑采用腹腔镜行胆囊切除术。如合并胆道结石，可行胆总管切开取石、T 形管引流术等。

【贴心提示】

（1）日常预防：早起早睡，生活要有规律，避免过度劳累。病情稳定期，可适当锻炼。注意气候变化，防止因受寒发病。同时还要保持心情舒畅，戒怒戒躁，以免引起胆功能失调。

（2）饮食调理：急性胆囊炎常因进食油腻而诱发，因此，平时节制饮食，尤其要避免高脂肪饮食。适当使用素油烹调，如菜子油、豆油，应忌油腻，吃容易消化的低脂肪流质食品。一些脂肪成分较高的食品，如牛奶、奶粉、麦乳精、鸡蛋、鸭蛋等，在发病期间最好不吃或少吃。

（3）食疗推荐：丹参 500 克，郁金 250 克，茵陈 100 克，蜂蜜 1000 克，黄酒适量。把丹参、郁金、茵陈倒入大砂锅，加冷水浸泡 2 小时。先用中火烧沸，加黄酒 2 匙，改用小火慢煎 1 小时；约剩下 1 大碗药液时，滤出头汁，再加冷水三大碗，煎第二次汁；约剩下大半碗药液时，滤出、弃渣。将头汁、二汁、蜂蜜一起倒入碗盆内，拌匀，碗盆加盖用旺火，隔水蒸 2 小时；离火、冷却、装瓶、盖紧。每次 1 ~ 2 匙，每日 2 次，饭后开水冲服，3 个月为一个疗程。

8. 急性胰腺炎

急性胰腺炎是常见的急腹症之一，是由于胰腺酶消化胰腺本身所引起的急性炎症，临床上分为水肿型和坏死型两大类。主要表现为突然发作的上腹部疼痛、恶心、呕吐、发热、腹胀、血及尿中淀粉酶升高等。一般单纯水肿型胰腺炎病程为1周左右，预后好。出血坏死型胰腺炎病情凶险，易出现休克、腹膜炎、败血症等并发症，预后差，死亡率高。本病归属于中医学"胃脘痛"、"腹痛"的范畴。

【症状】因饮酒、暴饮暴食、胆道疾病及某些药物、手术创伤等引起突然发作性、上腹部持续性疼痛，向左腰背放射，弯腰屈膝位可稍缓解，或伴有恶心、呕吐及腹胀等。化验血尿，淀粉酶显著升高。

【治疗】抑制胰腺分泌，镇静解痉止痛，纠正水盐电解质平衡，控制继发性感染，积极治疗并发症。

（1）严密观察体温、脉搏、呼吸、血压；尿量、腹肌紧张与压痛的程度、范围；腹胀、腹围、腹水、白细胞计数，血尿淀粉酶变化，电解质和血气分析等。

（2）抑制胰腺分泌。禁食和插胃管，持续胃肠减压；服用抗胆碱药和抑酸药；H_2- 受体拮抗剂，如甲氰咪胍0.4克，加入5%葡萄糖液250毫升中，静滴；质子泵抑制剂，奥美拉唑40毫克，加入生理盐水100毫升中，静滴。生长抑素类，如奥曲肽（善得定），开始100微克静脉注射，以后按每小时250微克持续静脉滴注，连续用5～7天。

（3）抑制胰酶活性。适用于出血坏死型胰腺炎早期，抑肽酶每日每千克体重2万单位，分两次溶于葡萄糖液，静脉滴注。

（4）镇静解痉止痛。安定与度冷丁肌肉注射，禁用吗啡，以免引起括约肌收缩，加重病情。抗胆碱能药物，如阿托品，可与度冷丁合用，肌肉注射。

（5）纠正水盐电解质平衡，积极补充体液及电解质，特别要注意血钾和血钙变化。

（6）积极抢救休克。给予足量的输血、血浆、白蛋白及血浆代用品。

（7）控制继发感染，给予广谱抗生素，如左氧氟沙星0.4～0.5克，静脉点滴，每日 1 次。或生理盐水 100 毫升中加入先锋霉素 V 2.5 克，静脉点滴，每日 2 次；配合甲硝唑 250 毫升，静脉点滴，每日 2 次。

（8）营养支持治疗。对于中重度病人，应早期给予氨基酸、脂肪乳静滴，营养支持治疗。

（9）外科治疗的适应证。出血坏死型胰腺炎经内科治疗无效者；诊断未明确，疑有腹腔脏器穿孔或肠坏死者；黄疸加深，需解除胆道或壶腹部梗阻者；腹膜炎经腹膜透析或抗生素治疗无好转者；并发胰腺脓肿或假性囊肿者。

【贴心提示】饮食合理，避免过量饮酒，尤其不要酗酒和暴饮暴食；积极治疗胆道系统结石，预防胆道感染。

三、心血管系统疾病

1. 冠心病稳定型心绞痛

即稳定型劳力性心绞痛，属于中医"胸痹心痛"范畴，多由于正气亏虚、痰浊、瘀血、气滞、寒凝痹阻心脉所致。

【症状】疼痛多出现在胸骨后、胸前部，向左肩部放射，也有自觉颈部、

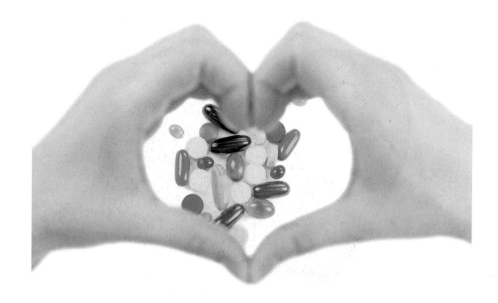

背部的疼痛；胸痛有压迫感、绞扼感、烧灼感；一般疼痛持续 2 ~ 3 分钟，停止劳力活动或舌下含服硝酸酯类药物后可缓解，不伴有呼吸功能障碍，但有时诉说呼吸困难和全身乏力；胸痛发作常有明确的诱因；体检一般正常。

【治疗】

（1）中医治疗：速效救心丸，每次 4 ~ 6 粒含服，每日 3 次，急性发作每次 10 粒含服。心通口服液，每次 10 毫升，每日 3 次。苏合香丸，每次 2 ~ 4 粒，每日 3 次。主治胸痛胸闷、感寒尤甚、面色苍白等寒凝气滞型冠心病。滋心阴口服液，每次 10 毫升，每日 2 次，主治胸闷且痛、心悸盗汗、心烦不寐、耳鸣等胸痹心痛阴虚型冠心病。复方丹参滴丸，每次 10 粒，每日 3 次，主治胸痛胸闷、固定不移、入夜尤甚等气滞血瘀型冠心病。

（2）西医治疗：

①一般治疗。发作时立即卧床休息，尽量避免诱发因素。调节饮食，戒烟酒，减轻精神负担，保持适当的体力活动。积极治疗高血压、糖尿病、贫血、甲亢等相关疾病。

②发作时的药物治疗。硝酸甘油，0.3 ~ 0.6 毫克，舌下含化。硝酸异

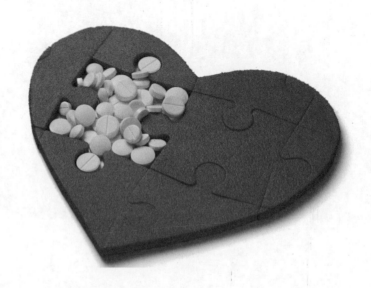

山梨酯，5 ～ 10 毫克，舌下含化。同时考虑用镇静药，如地西泮片（安定）2.5 ～ 5 毫克，口服；艾司唑仑片（舒乐安定）1 ～ 2 毫克，口服。

③缓解期的药物治疗。抗心绞痛和抗缺血治疗。硝酸异山梨酯，每次 5 ～ 20 毫克，每日 3 ～ 4 次；硝酸异山梨酯缓释制剂，每次 20 毫克，每日 2 次。β - 肾上腺受体阻滞剂：美托洛尔，每次 25 ～ 50 毫克，每日 2 次；比索洛尔，每次 5 ～ 10 毫克，每日 1 次。支气管痉挛性疾病（如支气管哮喘）、心动过缓、二度或二度以上房室传导阻滞是本药的禁忌证；糖尿病、心力衰竭患者需慎用。钙拮抗剂：硝苯地平，每次 5 ～ 10 毫克，每日 3 次；维拉帕米缓释剂，每次 240 毫克，每日 1 次；非洛地平缓释剂，每次 5 ～ 10 毫克，每日 1 次。

④预防心肌梗死。抗血小板治疗：阿司匹林，每次 0.1 ～ 0.3 克，每日 1 次。调脂药物：阿托伐他汀钙，每次 10 ～ 20 毫克，每日 1 次，睡前服用；普伐他汀，每次 10 ～ 20 毫克，每日 1 次，睡前服用。血管紧张素转换酶抑制剂（ACEI）：卡托普利，每次 6.25 毫克，每日 2 ～ 3 次，每日最大剂量 150 毫克；依那普利，每次 2.5 毫克，每日 2 次，每日最大剂量 20 毫克；贝那普利，每次 10 ～ 20 毫克，每日 1 次。血管神经性水肿、无尿性肾衰、妊娠妇女、双侧肾动脉狭窄者禁用；血肌酐水平 >265.2 微摩尔 / 升、血钾 >5.5 毫摩尔 / 升、低血压者慎用。

【贴心提示】调节饮食，戒除烟酒，减轻精神负担，保持适当的活动。平时低盐低脂饮食，忌暴饮暴食，保持大便通畅。注意寒温适宜。疼痛持续不缓解，及时就医。

2. 冠心病不稳定型心绞痛

主要包括初发心绞痛、恶化劳力性心绞痛、静息心绞痛伴心电图缺血改变和心肌梗死后早期心绞痛。属于中医"胸痹心痛"范畴，多由于正气亏虚、痰浊、瘀血、气滞、寒凝而痹阻心脉所致。

【症状】心绞痛症状进行性增加，新发作的夜间性心绞痛或出现心绞痛持续时间延长。如不及时治疗，可发展成为急性心肌梗死。

【治疗】

（1）中医治疗：速效救心丸，每次 4 ~ 6 粒，含服，每日 3 次，急性发作时立即舌下含化 10 粒。配合选用川芎嗪注射液 120 ~ 160 毫克；或丹参注射液 10 ~ 20 毫升；或生脉注射液 50 ~ 100 毫升，加入 5% 葡萄糖或 0.9% 氯化钠 250 毫升中，静脉滴注，每日 1 次。

（2）西医治疗：

①一般治疗：卧床休息，有条件者 24 小时心电监护。持续高流量吸氧，尤其是伴有呼吸困难、发绀者。烦躁不安、剧烈疼痛者给予吗啡 5 ~ 10 毫克，皮下注射。

②缓解疼痛：舌下含化硝酸甘油 0.3 ~ 0.6 毫克或者硝酸异山梨酯 5 ~ 10 毫克，一般建议每 5 分钟一次，共用 3 次。后改用硝酸甘油或硝酸异山梨酯持续静脉滴注或微泵输注，开始时每分钟 10 微克，每 3 ~ 5 分钟增加 10 微克 / 分钟，直至症状缓解或出现血压下降。如果是变异型心绞痛，则钙离子拮抗剂的疗效更满意。

③抗凝：常用阿司匹林和肝素。阿司匹林，0.1 ~ 0.3 克，每日 1 次；低分子肝素，每次 5 000 ~ 10 000 单位，每日 2 次，皮下注射，不需监测凝血系列。经上述处理 48 小时后仍不缓解，立即考虑冠脉造影，并行介入治疗。

3. 高脂血症

高脂血症是指血浆中脂质浓度超过正常范围。中医辨证认为，本病与肝、脾、肾关系密切，尤以脾、肾重要。

【症状】患者多无症状，而在查体中发现。临床根据血脂检测指标诊断。一般成年人空腹血清中总胆固醇超过 5.7 毫摩尔 / 升，甘油三酯超过 1.70 毫摩尔 / 升，或高密度脂蛋白低于 0.9 毫摩尔 / 升，可诊断为高脂血症。总胆固醇在 5.2 ~ 5.7 毫摩尔 / 升者称为边缘性升高，可导致高胆固醇血症、高甘油三酯血症、混合型高脂血症、低高密度脂蛋白血症（含量降低＜0.9 毫摩尔 / 升）。

【治疗】

（1）中医治疗：首乌片，每次 3 片，每日 3 次。此药因易致腹泻，有慢性腹泻者宜慎用。脉安冲剂，由山楂、麦芽组成，每次 1 袋（18 克），每日 2 次冲服。服药后偶有泛酸、胃内不适、轻泻等副反应，胃酸过多或有溃疡病者宜慎用。决明子 20 克，菊花 20 克，代茶饮，每日 1 次。生山楂片 10 ～ 15 克，代茶饮，每日 1 次。胃酸过多或有溃疡病者慎用。

（2）西医治疗：菲诺贝特，每次 1 片，每日 3 次。本药用后可引起轻度肝功能损害，服药期间应定期复查肝、肾功能，原有肝、肾功能减退者慎用，孕妇禁用。降脂平，每次 1 片，每日 3 次。本药降脂效果明显，但对肝脏有轻度损害。烟酸肌醇，每次 1 片，每日 3 次，可有轻度恶心或

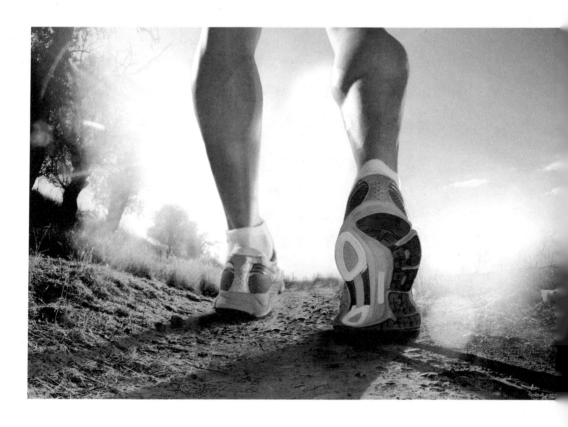

面部潮红等副反应。他汀类降脂药物，如洛伐他汀、辛伐他汀、普伐他汀、氟伐他汀、阿伐他汀等。他汀类药物的主要副作用有上腹痛、腹泻、恶心，偶见有过敏反应、头痛、视力模糊。肝、肾功能不全者和孕妇禁用。安妥明，每次 1 片，每日 3 ~ 4 次。有胃肠道副反应和暂时性肝功能减退，原有肝脏病者慎用。血脂康，该药是从红曲中提炼制成的血脂调节剂，每次 0.3 ~ 0.6 克，每日 2 次。偶尔引起肠胃不适、血清肝酶和磷酸肌酸激酶轻度升高，孕妇和哺乳期妇女慎用。

【贴心提示】患者遵医嘱服药。调脂类药物由医师根据患者血脂检验情况调配，患者绝不能擅自购药，更不能联合用药，以免引起严重不良反应。用药期间应定期监测肝功、肾功及肌酸激酶。

（1）坚持锻炼：每日坚持 0.5 ~ 1 小时的有氧运动，如散步、慢跑、舞剑、跳舞、太极拳、体操等。

（2）调整饮食结构：一日三餐要做到定时定量，饮食以清淡为主（低盐、低脂、多杂粮、多豆类和绿叶蔬菜、瓜果等）。

（3）降低危险因素：戒烟、限酒、减肥，避免精神压力与情绪紧张。同时治疗高血压、糖尿病及其他有碍血脂的疾病。

4. 慢性心力衰竭

心力衰竭是各种心脏疾病导致心功能不全的一种综合征，属于中医的"喘证"、"心悸"范畴，临床病因和发病机理复杂。

【症状】患者气促、疲乏、运动耐力差，体液潴留，导致肺充血和外周水肿。按心肌收缩与舒张功能，可以分为舒张功能不全和收缩功能不全。

【治疗】

（1）中医治疗：参麦注射液或生脉注射液 60 ~ 100 毫升，静脉滴注，每日 1 次。二者毒性较小，前者阴盛阳衰者不宜用；后者静脉给药时偶有潮热感，一般不需特殊处理。配合选用川芎嗪注射液 120 ~ 160 毫克；或丹参注射液 10 ~ 20 毫升，加入 5% 葡萄糖或 0.9% 氯化钠 250 毫升中，静脉滴注，每日 1 次。一般有出血倾向者禁用。

（2）西医治疗：

①一般治疗。重点在于去除病因和诱因，常见病因包括缺血、瓣膜病、高血压、贫血、甲亢等，常见诱因包括感染、心律失常、电解质紊乱、不良生活方式等。

②利尿剂：氢氯噻嗪，每次 25 ~ 50 毫克，每日 2 ~ 3 次。呋塞米，20 ~ 40 毫克，每日 1 ~ 2 次。氨苯喋啶，每次 50 ~ 100 毫克，每日 2 次。如有明显体液潴留，肾小球滤过率 <30 毫升 / 分钟时，宜选用呋塞米；长期用利尿剂要在医生的指导下，并定期监测血生化，以免发生电解质紊乱（如低钠血症、低钾血症等）。

③血管紧张素转换酶抑制剂（ACEI）：卡托普利，每次 6.25 毫克，每日 2 ~ 3 次，每日最大剂量 150 毫克。依那普利，每次 2.5 毫克，每日 2 次，每日最大剂量 20 毫克。血管神经性水肿、无尿性肾衰、妊娠妇女、双侧肾动脉狭窄者禁用；血肌酐水平 >265.2 微摩尔 / 升、血钾 >5.5 毫摩尔 / 升、低血压者慎用。

④ β - 受体阻滞剂：美托洛尔，每次 6.25 毫克，每日 2 次；比索洛尔，每次 1.25 毫克，每日 1 次；能耐受时可每 10 ~ 14 天加量，剂量因人而异，应达到最大耐受量。支气管痉挛性疾病（如支气管哮喘）、心动过缓、二度或二度以上房室传导阻滞者禁用；糖尿病、心力衰竭者慎用。

⑤洋地黄类：地高辛，每次 0.125 ~ 0.25 毫克，每日 1 次。洋地黄中毒、洋地黄过敏、严重房室传导阻滞、肥厚型梗阻性心肌病、室性心动过速、病窦综合征、预激综合征并房颤患者禁用；急性心肌梗死伴左心衰患者尽量不用或小剂量应用；在低钾血症时易引起洋地黄中毒，应及时补钾。

⑥醛固酮受体拮抗剂：螺内酯，每次 20 毫克，每日 1 ~ 2 次。本药与 ACEI 合用时，须注意监测血清肌酐与血钾。

⑦血管扩张剂：有肼屈嗪、硝酸甘油、哌唑嗪等。注意阻塞性瓣膜病和左室流出道梗阻患者，宜用静脉扩张剂，如硝酸异山梨酯 10 ~ 20 毫克，

每4～8小时一次，口服；急性心肌梗死或心肌缺血引起的心力衰竭，亦可选用硝酸酯类的血管扩张剂。

⑧非洋地黄类正性肌力药物：包括多巴胺、多巴酚丁胺、氨力农和米力农，在上述药物疗效不佳时可由医生酌情选用。

⑨舒张性心力衰竭的治疗：一般不用正性肌力药和动脉扩张剂，可选用β-受体阻滞剂，如美托洛尔、比索洛尔，用法同上。钙离子拮抗剂，如硝苯地平，每次5～10毫克，每日3次；维拉帕米缓释剂，每次240毫克，每日1次；非洛地平缓释剂，每次5～10毫克，每日1次。血管紧张素转换酶抑制剂，如卡托普利、依那普利等。利尿剂，如氢氯噻嗪、呋塞米、螺内酯等。治疗原发病，应用静脉扩张剂（硝酸盐制剂）。

5. 高血压病

在未服抗高血压药物的情况下，经过至少3次不同日血压测量，均达

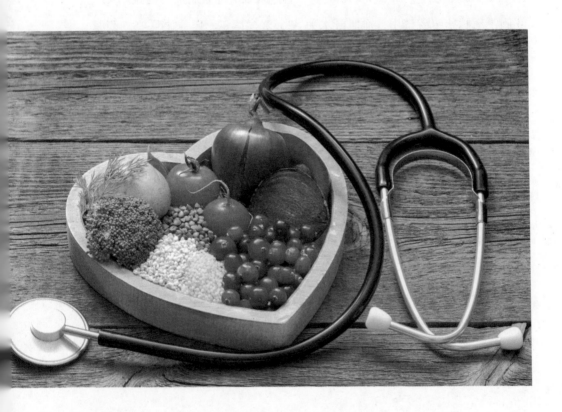

到收缩压 ≥ 18.7 千帕（140 毫米汞柱）和/或舒张压 ≥ 12 千帕（90 毫米汞柱），方可诊断为高血压患者。属于中医"眩晕"、"头痛"范畴，病因和发病机理复杂多变。

【症状】患者起病缓慢、渐进，早期多无症状，偶尔体检时发现血压增高；或在精神紧张、情绪激动、劳累后，有头晕、头痛、眼花、耳鸣、失眠、乏力等症状。

【治疗】

（1）中医治疗：菊花、石决明各 30 克，水煎服，每日 2 次。天麻、钩藤、杜仲、石决明各 10 克，菊花 30 克，水煎服，每日 2 次。杞菊地黄丸，每次 10 克，每日 2 次。全天麻胶囊，每次 4 粒，每日 2 ~ 3 次。牛黄降压丸，小蜜丸一次 20 ~ 40 丸，每日 2 次；大蜜丸一次 1 ~ 2 丸，每日 1 次，腹泻者忌服。

（2）西医治疗：改善生活方式，消除不利于心理和身体健康的行为习惯，包括减轻体重、合理膳食（低盐低脂）、增加体力活动、减轻精神

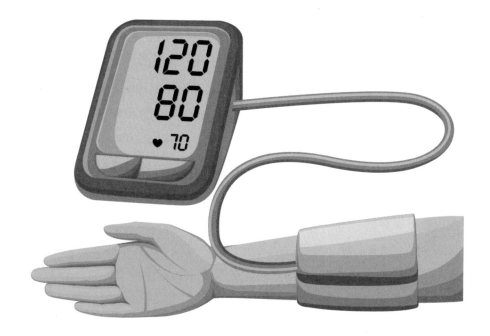

压力、保持平衡心理等。

① β - 受体阻滞剂：美托洛尔，每次 12.5 ~ 50 毫克，每日 2 次；比索洛尔，每次 5 ~ 10 毫克，每日 1 次。β - 受体阻滞剂剂量因人而异，一般从小剂量（比如 6.25 毫克）开始，逐渐递增，达到最大耐受量。患者用药期间，应认真观察心功能状况和心率、血压的反应。如心率低于 55 次 / 分钟或收缩压低于 12 千帕（90 毫米汞柱）者，及时减量；停药要逐渐减量，不可突然停用；支气管痉挛性疾病（如支气管哮喘）、心动过缓、二度或二度以上房室传导阻滞患者禁用；糖尿病、心力衰竭患者慎用。

②利尿剂：氢氯噻嗪，每次 12.5 毫克，每日 1 ~ 2 次；氨苯喋啶，每次 50 毫克，每日 1 ~ 2 次；螺内酯，每次 20 ~ 40 毫克，每日 1 ~ 2 次；吲达帕胺，每次 1.25 毫克，每日 1 次。伴有高尿酸血症或有痛风、肾功能不全并且血肌酐大于 290 微摩尔 / 升患者，不宜应用。

③血管紧张素转换酶抑制剂：卡托普利，每次 12.5 ~ 25 毫克，每日 2 ~ 3 次；依那普利，每次 10 ~ 20 毫克，每日 2 次；贝那普利，每次 10 ~ 20 毫克，每日 1 次。血管神经性水肿、无尿性肾衰、妊娠妇女、双侧肾动脉狭窄患者禁用；血肌酐水平 >265.2 微摩尔 / 升、血钾 >5.5 毫摩尔 / 升、低血压患者慎用；有的患者可以引起刺激性干咳，如不能耐受需停药。血管紧张素 II 受体阻滞剂：氯沙坦 50 ~ 100 毫克，每日 1 次；缬沙坦 80 ~ 160 毫克，每日 1 次。禁忌证与血管紧张素转换酶抑制剂相同。

④钙离子拮抗剂：硝苯地平 5 ~ 10 毫克，每日 3 次；硝苯地平控释剂，每次 30 ~ 60 毫克，每日 1 次；维拉帕米缓释剂，每次 240 毫克，每日 1 次；非洛地平缓释剂，每次 5 ~ 10 毫克，每日 1 次。患者最初服药时可出现面部潮红，偶有心悸、窦性心动过速，个别有口干、舌根麻木、头痛、足与小腿肿胀；心力衰竭、窦房结功能低下或心脏传导功能低下患者，二氢吡啶类（如维拉帕米）禁用。

⑤复方制剂：复方降压片，每次 1 ~ 2 片，每日 3 次；北京降压 0 号，

每次 1 片，每日 1 次。含有噻嗪类利尿剂的复方制剂，高血脂、高血糖、高尿酸血症及低血钾患者慎用；患者注意复方制剂中每种成分的药理和毒理作用，避免对某一成分的过敏或毒副反应。

【贴心提示】首选缓和、持久、副作用小的口服制剂。根据个人体质、药物性能，逐步调整剂量或联合用药。待血压稳定控制后，再酌情减药、减量并长期服用维持量药物。

四、神经系统疾病

1. 眩晕

眩晕是人体对于空间的定向感觉障碍，即头晕目眩，是常见的临床症状，可见于美尼尔综合征、前庭神经元炎、高血压、晕动病、颈椎病、椎—基底动脉供血不足等。

【症状】患者感觉自身或外界景物旋转，站立不稳，视物模糊或眼前发黑，多伴有恶心、呕吐、面色苍白、出冷汗等症状，也可发生心率和血压的改变。

【治疗】

（1）西医治疗：

①抗胆碱药：阿托品（每片 0.3 毫克），每次 1 ~ 2 片，每日 2 ~ 3 次。青光眼、前列腺肥大患者禁用。山莨菪碱（654-2，每片 5 毫克或 10 毫克），每次 5 ~ 10 毫克，每日 3 次。脑出血急性期和青光眼患者禁用。

②前庭抑制药：地西泮（安定，每片 2.5 毫克），每次 2.5 ~ 5 毫克，每日 3 次，一天总量不得超过 25 毫克。长期大量应用可致依赖性，儿童、孕妇、青光眼、重症肌无力、严重慢性阻塞性肺病患者慎用。

③苯巴比妥钠（每片 30 毫克），每次 30 ~ 60 毫克，每日 3 次。严重慢性阻塞性肺病、支气管哮喘患者慎用或禁用；肝肾功能不全患者慎用；肝硬化或肝功能严重障碍患者禁用。

④血管扩张药：氟桂利嗪（西比灵，每片 5 毫克），每次 5 ~ 10 毫克，

每晚睡前服一次。患者用药后出现抑郁、神情呆滞、肢体颤抖等副作用时立即停用；65岁以下患者开始治疗时每晚10毫克，65岁以上患者每晚5毫克；在控制症状后及时停药。初次疗程通常少于2个月，如治疗2个月后未见明显改善，也应停止用药。如果疗效满意，患者需维持治疗时，应减至每周给药5天（剂量同上）；即使预防性维持治疗的疗效显著，且很好耐受，在治疗6个月后也应停药，只有在复发时才能重新服药。

地芬尼多（眩晕停，每片25毫克），每次25～50毫克，每日3次。倍他司汀（敏使郎，每片4毫克），每次4～8毫克，每日2～4次。

注意事项：嗜铬细胞瘤患者、小儿禁用，胃溃疡、支气管哮喘患者慎用。

⑤降压药：具体用药和注意事项见"原发性高血压"部分内容。

⑥抗组胺药：茶苯海明（乘晕宁，每片25毫克或50毫克），每次25～50毫克，每日3次。氯苯那敏（扑尔敏，每片4毫克），每次4～8毫克，每日3次。

注意事项：抗组织胺药有嗜睡、倦怠等副作用，故用药期间不宜驾驶车辆、高空作业、操作机械等。

（2）中医治疗：需要根据辨证加减用药或辅以针灸治疗。

①镇脑宁胶囊，每次4～5粒，每日3次。用于风阳上扰之头痛眩晕，伴有耳鸣、肢体麻木者。外感寒热所致头痛头晕患者忌用。

②脑立清，每次10丸，每日2次。用于肝阳上亢之头晕目眩，伴有头痛耳鸣、口苦咽干、心烦失眠患者。孕妇和体弱虚寒患者禁用。

③杞菊地黄丸，每次1丸，每日2次。用于肝肾阴虚，风阳上扰之眩晕，伴腰膝酸软、眼睛干涩患者。

④牛黄降压片，每次2～4片，每日1次；牛黄降压丸，小丸每次20～40丸，大丸每次1～2丸，均每日1次。用于心肝火旺，风痰上扰所致的头晕目眩，伴有烦躁不安、面红目赤患者。腹泻者禁用，孕妇慎用。

2. 中风

【症状】中风是以突然晕倒、不省人事，伴口角歪斜、语言不利、半身不遂，或不经昏仆，仅以口歪、半身不遂为临床主症的疾病。因发病急骤，症见多端，病情变化迅速，与风之善行数变特点相似，故名"中风"、"卒中"。本病发病率和死亡率较高，常留有后遗症。西医学的急性脑血管病，如脑梗死、脑出血、脑栓塞、蛛网膜下腔出血等均属本病范畴。高血压、动脉硬化、脑血管畸形、脑动脉瘤常可导致出血性中风；风湿性心脏病、心房颤动、细菌性心内膜炎等常形成缺血性中风。另外，高血糖、高血脂、血液流变学异常和情绪的异常波动，与本病关系密切。头颅CT、核磁共振检查可确诊。

【治疗】

（1）急性期：安静卧床。

①镇静、解痉药：安定，每次2.5～5毫克，每晚1次；尼莫地平，每次30毫克，每日3次。中药可选用清开灵60～120毫升，入液静滴。意识障碍较严重患者可口服安宫牛黄丸，每次1丸，每日2次。

②头部降温：急性期可能出现中枢性高热，退热药往往疗效较差，可物理降温，如冰袋冷敷或酒精擦浴头部和大血管部位（颈部、腋窝、腹股沟、手脚心等）。

③调整血压：根据病情选用口服或静脉降压药，如血管紧张素转换酶抑制剂、钙离子拮抗剂、硝普钠等。注意血压不宜降得过快，也不应强求达标，否则，易发生脑血灌注不足所致的"盗血"现象，从而加重病情。

④降低颅内压：常用20%甘露醇125毫升或250毫升，静脉滴注，每日1～4次；交替使用速尿20毫克，静脉推注。一般用药不超过1周，用药期间注意监测肾功能，注意补充能量和维持水、电解质、酸碱平衡。

⑤防治并发症：用H_2-受体拮抗剂如西咪替丁，每次0.6克，每日1次，

静脉点滴，以预防应激性胃溃疡。酌情使用胰岛素，治疗应激性血糖升高，预防性使用抗生素等。

⑥手术适应证：浅部出血导致深部出血时，要优先考虑手术。大脑出血量大于30毫升，小脑出血量大于10毫升；脑疝；出血后病情慢慢加重患者。

（2）恢复期：促进患者瘫痪肢体和语言障碍的功能恢复，改善脑功能，减少后遗症和预防复发。积极控制血压。生活规律，饮食适度，情绪乐观，并保持大便通畅。采用针灸、理疗等治疗，积极康复锻炼。选用促进神经代谢的药物，如脑复康、胞二磷胆碱、脑蛋白水解物、辅酶Q10、中成药如血塞通等，或活血化瘀、益气通络、滋补肝肾、化痰开窍等中药。

【贴心提示】在中风急性期，观察患者的神志、瞳孔、脉搏、血压等情况。对老年人，因为可能存在脑萎缩而导致颅内压升高不明显，更应提高警惕。脑梗死急性期者可配合使用抗凝剂、低分子肝素，每次4 000～5 000单位，每日2次，皮下注射；肠溶阿司匹林，每次0.05～0.1克，每日1次。注意用药量不宜过大，时间不宜过长，以免引起梗死后脑出血。中风患者保证呼吸道通畅，防止褥疮。针灸治疗对于神经功能的康复（如肢体运动、语言、吞咽功能等）效果良好，针灸越早效果越好；患者在康复医师的指导下，进行积极有效的功能锻炼。本病重在预防，如患者年龄超过40岁，经常出现头晕头痛、肢体麻木，偶有发作性语言不利、肢体痿软无力，多为中风先兆，即短暂脑缺血发作（TIA），积极防治。患者应戒除烟酒，忌肥甘厚味，避免精神刺激，保持乐观情绪。血压高者应积极药物治疗。

3. 失眠

失眠通常指患者睡眠时间和质量不佳，引起疲劳感、不安、全身不适、无精打采、反应迟缓、头痛、记忆力不集中等。

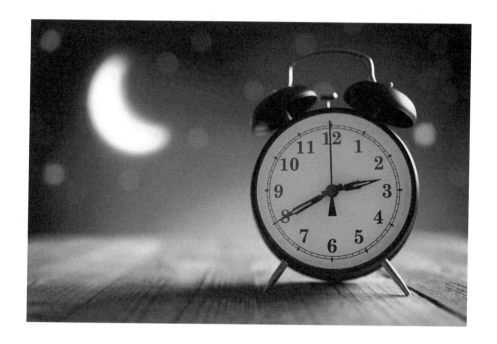

【分类】

（1）症状：睡眠潜入期，入睡时间超过 30 分钟。睡眠维持，夜间觉醒超过 2 次或凌晨早醒。睡眠质量差，多噩梦，总的睡眠时间少于 6 小时。日间残留效应，次晨感到头昏、精神不振、嗜睡、乏力等。

（2）病程：一过性或急性失眠，病程小于 4 周。短期或亚急性失眠，病程为 4 周至 3 ~ 6 个月。长期或慢性失眠，病程大于 6 个月。

（3）严重程度：失眠轻度、偶发失眠，对生活质量影响小。中度失眠，每晚发生，影响生活质量，伴易怒、焦虑、疲乏等。重度失眠，每晚发生，严重影响生活质量，失眠症状表现突出。

【症状】患者入睡困难；不能熟睡；早醒，醒后无法再入睡；频频从噩梦中惊醒，自感整夜都在做噩梦；睡醒后精力没有恢复。发病时间可长可短，短者数天可好转，长者持续数日难以恢复。失眠者容易被惊醒，有的对声音敏感，有的对灯光敏感，喜欢胡思乱想。

【治疗】一般失眠症经过病因、心理、躯体松弛治疗，即可治愈。

（1）中药治疗：

①心脾两虚：除失眠症状外，兼有心悸健忘、头晕目眩、神疲乏力、口淡无味、腹胀便溏、舌质淡、苔薄白、脉细弱。选用归脾丸，每次9克，每日2次。

②心肾不交：心烦不寐、头晕耳鸣、烦热盗汗、咽干、精神萎靡不振、健忘、腰膝酸软、男子滑精阳痿、女子月经不调、舌尖红、苔少、脉细数。选用知柏地黄丸，每次9克，每日2次。

③胃气不和：兼有脘腹胀满、厌食、嗳腐吞酸或恶心呕吐、大便异臭或不畅、舌苔厚腻、脉滑或滑数。选用保和丸，每次9克，每日2次。

（2）西药治疗：目前常用镇静安眠药（包括巴比妥类、苯二氮类、非典型苯二氮类）、抗抑郁药、抗组胺药（目前极少用于催眠）等。

①第一代镇静催眠药物包括巴比妥类、水合氯醛、三溴合剂和羟嗪（安泰乐）等，因临床很少用于治疗失眠，故不赘述。

②第二代镇静催眠药物主要是指苯二氮类，是临床上最常用的一种镇静、催眠和抗焦虑药。地西泮（即安定，2.5毫克/片），临床使用频率最高。三唑仑（0.25毫克/片），成人常用量为每晚睡前0.25～0.5毫克。硝西泮（硝基安定，5毫克/片），每晚睡前服5～10毫克。艾司唑仑（舒乐安定，1毫克/片），每晚睡前服1～2毫克。阿普唑仑（佳乐定0.4毫克/片），每晚睡前服0.4～0.8毫克。

三唑仑可引起身体依赖和心理依赖，特别是停药后。三唑仑易产生记忆缺失，故应慎用。

苯二氮类安眠药的特点是治疗指数高，对内脏毒性低和使用较安全，目前仍是治疗失眠常用的药物。苯二氮类药物也有副作用。如残留效应：白天的残留效应是药物夜间的催眠效应延长到第二天白天时间里，产生了不良反应，如宿醉、头晕、嗜睡、精神运动活动损害。遗忘效应：是指在服药后不能记忆信息。停药效应：苯二氮类安眠药物最常见的停药反应是反跳性失眠。反跳性失眠是一种睡眠紊乱，是指在开始停药后1～2个晚上失眠症状比治疗前还要严重。为了避免反跳性失眠的发生，建议从产生疗效的最小剂量开始使用，并且在停药时逐渐减量。依赖成瘾：包括心理依赖和躯体依赖。服药时间超过 4 周则易产生药物依赖，故应尽量避免长期使用。

③第三代镇静催眠药物主要包括唑吡坦、扎来普隆（极少用）。本类药物治疗指数高，安全性高，但因成本较高，目前国内中小医院尚未推广。唑吡坦，国内商品名"思诺思"，能显著缩短入睡时间，同时能减少夜间觉醒次数，增加总睡眠时间，改善睡眠质量，次日早晨无明显后遗作用，极少产生"宿睡"现象，也不影响次晨的精神活动和动作的机敏度。久服无成瘾性，停药后很少产生反跳性失眠。该药已成为治疗失眠的标准药物，有逐步取代苯二氮类药物的趋势。不良反应与患者的个体敏感性有关，有思睡、口苦、恶心和健忘等。抗抑郁剂如多塞平（多虑平 25 毫克 / 片）等，口服成人常用量，开始每次 25 毫克，每日 3 次，逐渐增至每日 150 ～ 300 毫克。

五、内分泌系统疾病

1. 糖尿病

近年来，糖尿病发病率不断升高，已成为严重威胁人类健康的疾病。糖尿病控制不良，可发生急性代谢紊乱，心、脑、肾、眼、足、神经等器官的慢性并发症，致残、致死率极高。因此，我们必须充分认识糖尿病的危害和科学治疗的必要性。严格控制血糖水平，可预防或延缓急、慢性并发症的发生和发展。糖尿病防治的关键是早期诊断、早期治疗和降糖达标。

【饮食治疗】对于每一位糖尿病患者，无论是 1 型还是 2 型，饮食治疗永远都是基础。糖尿病病人的血糖波动，80% 以上是由于饮食不当引起的。没有饮食治疗，再好的降糖药物也不可能控制好糖尿病。对于接受胰岛素治疗的糖尿病患者，更是要强调饮食、运动及胰岛素治疗三者的平衡。

（1）目的：保持患者合适的体重，维持营养平衡，控制血糖平稳。

（2）原则：在规定的热量范围内，合理搭配饮食，做到主食粗细搭配，副食荤素搭配，不挑食，不偏食。控制总热能是糖尿病饮食治疗的首要原则。根据患者身高、体重和体力活动情况计算每日应摄入的热量，合理搭配不同营养素的比例。身高（厘米）–105= 理想体重（千克）；体重指数（BMI）= 体重（千克）/［身高（米）］^{2}，目前我国成年人体重正常的 BMI 范围是 18.5 ~ 24，小于 18.5 为低体重，24 ~ 27.9 为超重，≥ 28 为肥胖。

①肥胖者必须减少热量摄入以减轻体重，消瘦者可适当摄入热量以增加体重，提供适量的碳水化合物。目前主张碳水化合物应占总热量的 55% ~ 60%。碳水化合物在体内分解十分彻底，是健康人和糖尿病患者最重要的能量来源，因此，碳水化合物的摄入在三大营养素中占最大比例。提倡主食粗杂粮与细粮搭配，忌食葡萄糖、蔗糖及其制品。应该注意的是，现在市场上经常可以看到"无糖食品""低糖食品"，包括饼干、面条等，糖尿病患者在食用后，血糖不仅没有下降，反而出现上升。这是由于人们对"低糖"和"无糖"的误解，认为这些食品不含糖，而大量摄入这类食品，

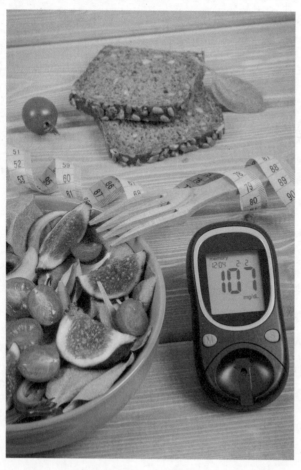

使血糖升高。事实上低糖食品是指蔗糖含量低，而无糖食品是指不含蔗糖，但这些食品都是用淀粉做成的，人们吃后可转变成葡萄糖而被吸收，导致血糖升高。

②补充食物纤维。食物纤维能够降低空腹血糖、餐后血糖，以及改善糖耐量。膳食中应包含一些蔬菜、麦麸、豆类，这些膳食纤维能增加饱腹感，并有利于大便通畅。燕麦的可溶性纤维可以增加胰岛素的敏感性，降低血糖；还可降低胆固醇，防止血脂异常和冠心病。

③摄入适量的蛋白质。当肾功能正常时，糖尿病患者摄入的膳食蛋白质应与正常人近似。当合并肾脏疾病时，应在营养医生的指导下，每日适当食用优质蛋白质，即肉、蛋、奶等。目前主张蛋白质占总热能的15% ~ 20%，摄入过多的蛋白质会增加肾脏负担。

④控制脂肪摄入量。目前主张膳食脂肪应减少至总热能的30%以下，过多的脂肪摄入势必导致总摄入热量超标，动脉粥样硬化。限制含饱和脂肪酸的脂肪（如牛油、羊油、猪油等动物性脂肪），可适当食用植物油（如豆油、花生油、芝麻油、菜子油）等。花生、核桃、榛子、松子仁等脂肪含量也不低，要注意控制。

⑤控制胆固醇的摄入。如动物肝、肾、脑等内脏类食物，鸡蛋黄含胆固醇也很丰富，应每日或隔日吃一个为宜。

⑥供给充足的维生素和无机盐。糖尿病患者要补充维生素 B 族制剂，改善神经症状。粗粮、干豆类、蛋、动物内脏和绿叶蔬菜含维生素 B 族较多，新鲜蔬菜含维生素 C 较多，应注意补充。

⑦老年糖尿病患者，应补充铬。铬能够改善糖耐量，降低血清胆固醇和血脂。含铬的食物有酵母、牛肉、肝、蘑菇等。同时老年人要多吃一些含锌和钙的食物，防止牙齿脱落和骨质疏松。

⑧糖尿病患者不要吃得过咸，防止高血压，每日食盐量要在6克以下。糖尿病患者应合理安排一日三餐，每餐都应含有碳水化合物、脂肪和蛋白质，以利于减缓葡萄糖的吸收。

【贴心提示】

（1）饮食要规律：每天进餐的时间、数量、质量保持一定的规律性和稳定性，1型糖尿病患者还应注意饮食与注射胰岛素的关系，必要时可以加餐。

（2）加强营养：有病需要加强营养，这是一般人的常识，但糖尿病患者对"加强营养"应有正确的认识。我们在制订糖尿病患者食谱时，要求数量适宜，种类结构合理，能达到治疗和健康的目的。在糖尿病饮食治疗中，我们强调"营养"，但绝不是一般意义上的滋补。营养不足是"不营养"，营养过剩也是"不营养"，我们强调的是"合理营养"、平衡膳食。我们要坚持改正不正确、不健康的饮食习惯，如偏食、喜欢甜食、油腻食品、油炸食品等。多吃食物纤维，严格控制单糖的摄入。强调多吃蔬菜，忌食葡萄糖、红糖、白糖、麦芽糖、蔗糖。

（3）戒烟限酒：吸烟可导致动脉硬化，促发糖尿病慢性并发症，有百害而无一利，因此，一定要戒烟。各种酒类都含有丰富的碳水化合物，应限制饮用，合并肝病患者更应戒酒。

【运动治疗】

（1）适应证：无并发症和显著高血糖的2型糖尿病患者，轻度糖耐量异常者。运动疗法尤其对肥胖的2型糖尿病患者尤其有效。有微量白蛋白尿，无眼底出血的单纯性视网膜病变，无明显自主神经障碍的糖尿病外周神经病变等患者是相对适应证，提倡药物控制血糖后再进行运动。无酮症酸中毒的1型糖尿病患者，在调整好饮食和胰岛素用量的基础上进行运动，能有效控制血糖。

（2）禁忌证：严重的1型糖尿病病人，运动可诱发酮症酸中毒。伴有糖尿病肾病患者。伴有高血压或缺血性心脏病患者，运动可诱发心绞痛，甚至心梗。伴有眼底病变患者，运动可加重眼底病变，增加出血危险。老年人合并严重的心、肺、肝脏、肾脏疾病。合并各种感染。

（3）运动项目：以有氧运动为主，力量运动为辅。运动项目必须考虑不要加重心血管系统和骨关节系统的负荷，以保证运动的安全性。如散步、走跑交替、骑自行车、游泳、体操、太极拳、跳舞等。

（4）运动时间：一般认为每次运动以半小时为宜，但要因人而异。有研究认为，餐后90分钟进行运动降糖效果最好。尤其早餐后是运动的最佳时间，在一天中血糖含量最高。如空腹运动则易发生低血糖，而餐后立即运动又影响了消化吸收，较易引起暂时性低血糖反应。

（5）运动强度：采用中等强度有氧运动，可达到明显的降血糖效果。运动要循序渐进，一般宜从低强度运动（散步、体操、打太极拳等）开始，逐渐进入中等强度运动（登山、骑车、跳绳、爬楼等）。如果强度过小，对糖代谢影响较小；强度过大则易加重病情，引起低血糖反应。判断强度最简单的方法，是以自我感觉和每分钟脉搏次数为准。脉搏次数计算是在运动结束时，适度运动脉率 =170– 年龄，60 岁以上者以每分钟90 ~ 100 次为宜。从事中等强度活动时，会感觉心跳和呼吸加快，用力但不吃力，并且可以随着呼吸的节奏连续说话。

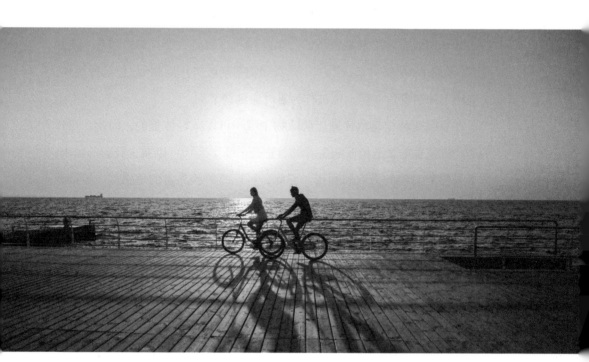

（6）运动频率：一般建议每周应运动5次以上。一旦运动停止，锻炼效果即开始降低；两个星期内不参加任何锻炼，效果将完全消失。

【降糖药治疗】口服降糖药是糖尿病治疗的重要方法，糖尿病病人如果经过饮食、运动等治疗后，血糖控制仍然不好，就应该选用降糖药。糖尿病患者最好不要擅自选购和使用药物，也不要看别人吃什么药好，就买什么药吃。一定要在医生的指导下通过科学配伍，制订适合自己的药物治疗方案，以减少或避免不良反应。

（1）分类及作用特点：口服降糖药主要分为磺胺类、非磺胺类胰岛素促泌剂、双胍类、糖苷酶抑制剂类和噻唑烷二酮类。

①磺胺类药物种类较多，有格列本脲（优降糖）、格列吡嗪（美吡达、迪沙片、瑞易宁）、格列齐特（达美康）、格列喹酮（糖适平）、格列美脲（亚莫利、万苏平）等，主要作用是刺激胰岛素的分泌，适用于胰岛还存在一定功能的2型糖尿病患者；这类药会引起体重增加，因而更适用于偏瘦的糖尿病患者，主要副作用是低血糖。另外，该类药物不宜用于对磺胺药过敏者。

②非胰岛素促泌剂是较新的一类降糖药，目前主要有瑞格列奈（诺和龙、孚来迪）和那格列奈（唐力）。该类药物与磺胺类作用相似，但起效更快，主要用于控制餐后血糖，也被称为餐时血糖调节剂。

③双胍类药物是治疗糖尿病药物中唯一可以减轻体重的，因此，可作为肥胖或超重的2型糖尿病患者的首选药。该类药物可以减少肝糖的输出，增加骨骼肌对糖的摄取和利用，因此，可以改善胰岛素的敏感性。目前这类药物主要是二甲双胍。部分病人用药后可能出现厌食、恶心、呕吐、腹泻等，可饭后或饭中服药，以减轻胃肠道症状。

④糖苷酶抑制剂主要作用于肠道，可减少糖的吸收，常用药物有阿卡波糖（拜唐苹）和伏格列波糖（倍欣），主要用于控制餐后血糖，副作用主要是腹胀、排气增加或轻度腹泻。

⑤噻唑烷二酮类也被称为胰岛素增敏剂，有罗格列酮（文迪雅）和吡

格列酮（艾汀、瑞彤）。这类药物的主要作用是改善胰岛素抵抗，常被用于肥胖的 2 型糖尿病患者。因其可能加重水钠潴留，伴有心功能不全的患者应慎用。

（2）选药：选择降糖药要根据患者的不同情况，个体化用药。

①肥胖者首选不增加体重、不刺激胰岛素分泌的药物，如双胍和糖苷酶抑制剂，或二者联用。

②肥胖者多伴有胰岛素抵抗，可加用胰岛素增敏剂。

③当上述药物疗效不好时，可考虑加用胰岛素促泌剂。

④非肥胖者可先选用磺胺类药物等。

⑤对年龄较大，有慢性疾病的患者，选用一些作用较弱的药物，如糖适平等。糖适平主要从肝脏代谢，有轻度肾功能不全的患者也可以选用。

⑥各类降糖药有不同的作用机理，一般同类药不联合应用，具体的联合用药方案最好咨询专业的内分泌医生。

【胰岛素治疗】胰岛素治疗主要是模仿正常人胰岛素的分泌。胰岛素是正常人体的内分泌激素，1921 年正式被人们发现后，使被认为是绝症的糖尿病（当时指 1 型糖尿病）得到了正确治疗。现在胰岛素已广泛应用于 1 型糖尿病、妊娠糖尿病、2 型糖尿病患者的治疗。

（1）适应证：1 型糖尿病患者必须要使用胰岛素；2 型糖尿病，口服药无效或过敏者；发生急性并发症和严重慢性并发症；合并有肝、肾功能不全；妊娠及哺乳期；合并严重感染、外伤、手术、心肌梗死、脑血管意外等。

（2）胰岛素治疗的优点：由于胰岛素是人体的一种激素，因此，只要正确使用，对人体是没有任何害处的。唯一的缺点是胰岛素必须通过皮下注射给药，在使用中给患者带来了不便和痛苦。即便如此，胰岛素治疗的优越性，仍然是口服降血糖药物无法相比的。

胰岛素泵是一种较新的装有短效或超短效胰岛素持续输注装置。通过一条很细的软管与皮下注射针相连，按照预先设计的程序按时向体内输注胰岛素，模拟正常生理状态下的胰岛素的分泌模式，达到血糖控制的最佳方法。胰岛素泵可更好地控制患者血糖水平，患者很少严重低血糖，生活质量得到更大提高。胰岛素泵尤其对于治疗 1 型糖尿病、控制糖尿病急慢性并发症、妊娠糖尿病以及新诊断的 2 型糖尿病的治疗有显著优势。目前国外正在研制可埋植于皮下的闭环式胰岛素泵，将更加符合人体生理的胰岛素分泌状态。

（3）胰岛素治疗的主要副作用：低血糖是胰岛素治疗的主要副作用是用药剂量不当或饮食不规律造成的。因此，有必要请内分泌科医生为糖尿病患者制订个体化的胰岛素治疗方案，并根据病情变化及时调整剂量。患者应配合做好血糖监测，定时定量进餐，降低血糖较高的风险。

2. 甲亢

甲状腺功能亢进症，简称甲亢，是一种较为常见的内分泌疾病。甲亢是由于甲状腺激素分泌过多而引起的综合征。甲亢不同于以往由于缺碘引起的单纯性甲状腺肿（俗称"大脖子病"）。引起甲亢的原因最常见的是弥漫性毒性甲状腺肿，也叫 Graves 病，还有结节性毒性甲状腺肿、甲状腺自主高功能腺瘤和各种甲状腺炎等。各种甲亢的症状有相似之处，但在治疗方面却不尽相同，因此，首先应明确引起甲亢的病因，再进行相应的治疗。

（1）一般治疗：减轻患者精神紧张，保持心情平静。治疗初期应适当休息。禁食辛辣食物，如辣椒、生的葱、姜、蒜等。忌食含碘的食物，如海带、紫菜、海虾、海鱼等海产品。禁忌浓茶、咖啡、烟酒等。补充足够热量和营养物质，如糖、蛋白质和各种维生素等。

（2）抗甲状腺药物治疗：适用于症状较轻、甲状腺轻度到中度肿大者；20 岁以下青少年和儿童，老年患者；妊娠妇女；甲状腺次全切除后复发，又不适于放射性碘治疗者；手术治疗前准备；辅助放射性碘治疗。不宜用于白细胞低或对该药物有过敏反应的患者。药物治疗一般分为初治期、减量期和维持期。

①初治期：应用丙硫氧嘧啶或他巴唑，每天300 ~ 400毫克或30 ~ 40毫克，分3次口服。初治期为1 ~ 3个月。

②减量期：当患者症状显著减轻，体重增加，心率下降至80 ~ 90次/分钟，T3或T4接近正常时，可根据病情每2 ~ 3周递减药量一次，每次减少50毫克或5毫克（1片）。减药过程中，应定期随访症状、心率、体重、白细胞以及甲状腺功能。减药量不宜过快，尽量保持患者甲状腺功能正常和稳定性，逐步过渡到维持期，一般需2 ~ 3个月。

③维持期：每日用药量5 ~ 10毫克（1 ~ 2片），1 ~ 1.5年，个别患者需要长期服用。

【注意事项】检查患者血常规和肝功能，以判断是否可以使用抗甲状腺药物治疗。在治疗过程中，患者还应定期到医院复查甲状腺功能；用药初期还需要监测白细胞和肝功能，以便医生根据临床和化验及时调整剂量。某些患者自觉症状改善后，就自行停药，这样极易复发。因此，用药不能见好就收，需应用较长时间维持量，疗程为1.5 ~ 2年。还有部分病人感觉用药有效，就按照一个剂量长期服用，不及时减量，结果导致药物性甲减，还可能出现甲状腺肿大和突眼加重。因此，必须强调用药期间定期复查。

抗甲状腺药物的副作用主要是白细胞减少、肝功能异常和药疹。白细胞减少多发生在开始用药的2 ~ 3个月，因此，初治期应每1 ~ 2周查血常规，以后每2 ~ 4周查一次。部分患者用药后出现转氨酶升高，可加用保肝药物密切观察，或改用其他治疗。药疹多较轻，但一旦出现剥脱性皮炎趋势，立即停药并应用肾上腺皮质激素治疗。

抗甲状腺药物作用缓慢，不能迅速控制甲亢的多种症状，在治疗初期可联合应用心得安，10 ~ 20毫克，一日2 ~ 3次，以改善患者心悸、心动过速、多汗、震颤及精神紧张等症状。心得安还适用于甲亢危象和甲状

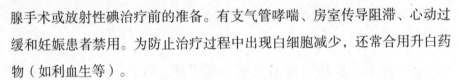

腺手术或放射性碘治疗前的准备。有支气管哮喘、房室传导阻滞、心动过缓和妊娠患者禁用。为防止治疗过程中出现白细胞减少，还常合用升白药物（如利血生等）。

（3）**放射性131碘治疗**：就是利用放射性131碘产生的射线破坏甲状腺的滤泡上皮细胞，从而减少甲状腺激素的产生，达到治疗目的，效果类似于外科手术切除。放射性131碘治疗虽然有效，但困难是无法准确地计算服用剂量，使甲状腺功能恢复。

①适应证：年龄在25岁以上。对抗甲状腺药物过敏或长期治疗无效、停药后复发者；甲状腺次全切除术后复发者；合并有糖尿病、心脏病、严重肝或肾病等手术切除禁忌证者；甲亢伴有突眼者。

②禁忌证：妊娠或者哺乳妇女；年龄小于25岁患者；有严重或活动性肝、肾疾病患者；白细胞减少；重度甲亢；结节性甲状腺肿伴甲亢。

③治疗副作用：少数患者在服131碘后1～2周有轻微反应，主要为乏力、头晕、食欲下降、胃部不适、恶心、皮肤瘙痒，甲状腺局部有胀感和轻微疼痛等，一般数天后即可消失。服131碘后最初两周，患者甲亢症状可能有加重。放射性碘治疗的远期并发症主要是甲状腺功能减退，如发生可长期服用甲状腺素片或左旋—T4替代治疗。部分患者可能出现突眼加重。

（4）**手术治疗**：手术治疗现在较少应用。主要适用于甲状腺明显肿大，压迫周围器官（如气管）患者等；甲状腺较大，药物治疗无效或停药后复发者；胸骨后甲状腺等。不适用于高度突眼者，伴有严重疾病，其他不适宜手术的情况。术前必须用抗甲状腺药物控制甲亢，使其心率小于80次／分钟，血清T3、T4及基础代谢率基本正常。手术前两周应加服复方碘溶液及心得安，做好术前准备，使术中出血少，术后不易发生危象。术后并发症主要有伤口出血、感染、甲状腺危象、声音嘶哑、手足搐搦症、甲状腺功能减退与突眼恶化等。

总之，甲亢治疗有严格程序和随访要求，必须在正规医院内分泌科医生的指导下正确用药，不可凭借自己的主观臆断擅自加药、减药或停药，以免把小病治成了大病。如果在疾病进程中出现甲状腺危象、甲亢性心脏病、白细胞减少、肝功损害、黄疸、严重突眼、周期性瘫痪等情况，都必须立刻到医院就诊或住院治疗，任何延误都可能导致严重的后果。

六、泌尿系统常见病

1. 慢性肾炎

慢性肾小球肾炎（简称慢性肾炎），是由多种原因、多种病理引起的，原发于肾小球的疾病。该病病程长、进展缓慢，可有不同程度肾功能减退，最终可发展成为慢性肾衰竭。本病属中医水肿病中"石水"范畴，无水肿者则可归属"腰痛"或"尿血"范畴。

【症状】表现多样性，以水肿、高血压、蛋白尿、血尿为基本症状，可有不同程度肾功能减退。本病早期可无明显临床症状，或者仅有不同程度乏力、疲倦、纳差、腰痛等，水肿在病程早期可有可无，血压正常或轻度升高。实验室检查，可见肾功能正常或轻度受损、轻度尿异常等。患者经过数年甚至数十年后，出现肾衰竭症状。本病可发生于任何年龄，但以青中年为主，男性多见。

【一般治疗】当有肾功能不全时，要限制食物中蛋白质和磷的摄入量。选择优质蛋白（含必需氨基酸多的动物蛋白），每日每千克体重 0.5 ~ 0.8 克。低盐饮食，水肿、高血压者应限盐，每日少于 3 克。避免加重肾脏损害的因素，如感染、劳累、妊娠、应用氨基糖甙类抗生素及关木通等肾毒性药物。

【药物治疗】

（1）积极控制高血压：患者控制血压在 17.3/10.7 千帕（130/80 毫米汞柱）以下；当尿蛋白超过每日 1 克时，要把血压控制在 16.7/10 千帕（125/75 毫米汞柱）以下。

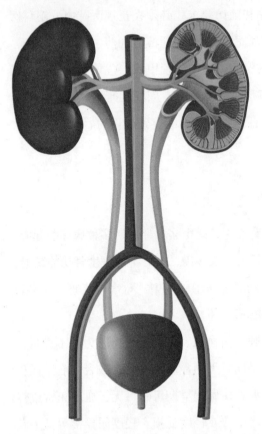

（2）有明显水肿者：选用利尿剂，如速尿，每次20毫克，每日2次；或者双氢克尿噻，每次25毫克，每日2次。

（3）肾素依赖性高血压：首选血管紧张素转化酶抑制剂（ACEI），如卡托普利，每次25毫克，每日3次；或者贝那普利，每次10毫克，每日1～2次。选用血管紧张素Ⅱ受体拮抗剂（ARB），如缬沙坦，每次80毫克，每日1～2次。β—受体阻滞剂，如倍他乐克，每次25毫克，每日2次。

钙通道阻滞剂，如硝苯地平控释片，每次30毫克，每天1～2次。

（4）抗血小板药物治疗：如小剂量阿司匹林，每次100毫克，每日1次；或双嘧达莫，每日300～400毫克，分3次服用。糖皮质激素和细胞毒药物，不主张积极应用。

（5）中医药治疗：慢性肾炎的病理是本虚标实。本虚包括气虚、血虚、阴虚、阳虚。标实包括风邪、水湿、湿浊、湿热、血瘀，其中湿热、血瘀影响最大。临床上应经医生辨证施治，不可自己乱用所谓的补肾药物，以免误治。

【注意事项】ACEI是慢性肾炎患者控制高血压的首选药物，但要防止高血钾；血肌酐超过350微摩尔／升的非透析患者不宜应用；部分患者有干咳的副作用；血管紧张素Ⅱ受体拮抗剂与ACEI作用相似，但不引起干咳。

【中成药治疗】

（1）雷公藤多甙片：由中草药雷公藤提取制成，具有抗炎及免疫抑制作用，对减轻蛋白尿有较好效果，每日每千克体重1毫克，分3次饭后服用。主要不良反应：胃肠道反应、肝功能损害、性腺损害、骨髓抑制等，注意检查血常规、肝功能，连续服用最好不超过3个月。

（2）保肾康片：由中药川芎的有效成分化学合成，具有抗凝、抗血小板聚集及扩张微血管等活血化瘀作用，可用于肾病综合征的辅助治疗，每次4片，每日3次。

（3）肾肝宁胶囊：由柞蚕蛹和牛膝等药组成，具有补肝益肾、增强免疫功能等作用，可用于肾病综合征的辅助治疗，每次4粒，每日3次。

（4）百令胶囊或者金水宝：由人工虫草菌丝制成，可提高免疫功能，减轻蛋白尿，用于肾病综合征的辅助治疗。百令胶囊，每次5粒，每日3次；金水宝，每次3粒，每日3次。

2.慢性肾衰竭

慢性肾衰竭是慢性肾功能不全的严重阶段，为各种肾脏疾病持续发展的共同转归，主要表现为代谢产物潴留，水、电解质、酸碱平衡失调和全身各系统症状。慢性肾衰竭终末期又称为尿毒症。

【症状】

（1）胃肠道表现：食欲不振、上腹饱胀、恶心、呕吐、口腔黏膜糜烂、口腔可闻尿臭味等。限制蛋白质摄入，可改善胃肠道症状。

（2）心血管系统：高血压、心力衰竭、尿毒症性心包炎等。呼吸系统：肺水肿、尿毒症肺炎等。血液系统：贫血、出血倾向，部分患者白细胞减少并且趋化、吞噬能力下降。神经肌肉系统：患者早期可有疲乏、失眠、注意力不集中，以后抑郁、记忆力减退、性格改变等，还可出现肌肉颤动、痉挛、呃逆、肌无力、麻木等，甚至精神异常。

（3）皮肤症状：皮肤瘙痒。

（4）骨骼改变：即肾性骨病，如骨痛、行走不便、自发性骨折等。

（5）内分泌失调，代谢失调：患者体温过低、高尿酸血症、糖耐量减低（空腹血糖轻度升高）、高脂血症等，易并发感染。

（6）水、电解质和酸碱平衡失调：患者出现水钠潴留、稀释性低钠血症、高钾血症、代谢性酸中毒、低钙血症、高磷血症、高镁血症等异常。

【治疗】

（1）饮食治疗：

①摄入足量的碳水化合物和脂肪，为机体提供足够的热量，可以减少蛋白质的消耗。

②限制蛋白质饮食：当肾小球滤过率（GFR）低于 50 毫升 / 分钟时，

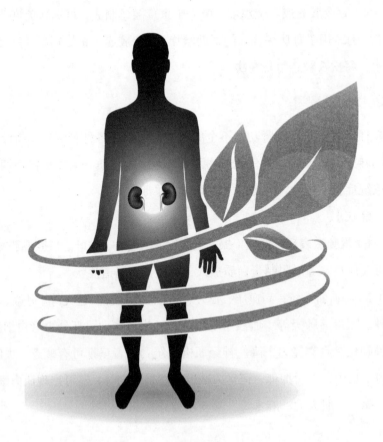

就应该限制蛋白质的摄入。当 GFR 为 10 ~ 20 毫升 / 分钟时，每日蛋白质摄入量为每千克体重 0.6 克，GFR 大于 20 毫升 / 分钟者可加 5 克。多食含必需氨基酸多的优质蛋白（如瘦肉、牛奶、蛋等），少食植物蛋白（如花生、黄豆及其制品），可部分采用麦淀粉作主食，以代替大米、面粉。

③钠的摄入：水肿、高血压、少尿患者要低盐饮食。

④钾的摄入：尿量每日超过 1 000 毫升，可不限制饮食中的钾。

⑤低磷饮食：每日不超过 600 毫克。

⑥饮水：少尿、水肿、心力衰竭者应严格控制入液量。

（2）必需氨基酸疗法：晚期患者为避免蛋白质营养不良，可给予必需氨基酸或者必需氨基酸、α - 酮酸混合制剂，每日每千克体重 0.1 ~ 0.2 克，分 3 次口服。

（3）血管紧张素转化酶抑制剂（ACEI）、血管紧张素 Ⅱ 受体拮抗剂（ARB）：二者均可降低肾小球内高压力，减少蛋白尿，抑制肾组织细胞炎症反应和硬化的过程，延缓肾功能减退。但是，在血肌酐超过 350 微摩尔 / 升后应用有争议。

（4）中医治疗：脾肾气虚，参苓白术散合右归丸加减；肝肾阴虚，六味地黄丸合二至丸加减；气阴两虚，参芪地黄汤加减；阴阳俱虚，肾气丸加减；脾肾阳虚，真武汤加减。兼有湿浊者加化湿泄浊药；有瘀血者加活血化瘀药。上述所有方剂中均加大黄 9 ~ 12 克，不同患者应调整剂量，使每日排软便 2 次，每日 1 剂，水煎服。

（5）水、电解质平衡失调的治疗：

①钙磷失调的治疗：给予钙剂如碳酸钙，每次 2 克，每日 3 次；肾性骨病者加服骨化三醇；限磷饮食。

②水钠平衡失调的治疗：限制水和盐的摄入量，水肿明显者口服利尿剂（如速尿），每次 20 毫克，每日 2 次，必要时可加大剂量或静脉应用。

③高钾血症：低钾饮食，血钾超过 6.5 毫摩尔 / 升时，给予 10% 葡萄糖酸钙 20 毫升，缓慢静推；5% 碳酸氢钠 100 毫升静滴，高糖中加入胰岛

素静滴，必要时透析治疗。

④代谢性酸中毒：碳酸氢钠口服或静脉应用。

（6）高血压的治疗：治疗见"原发性高血压和急、慢性心力衰竭"部分内容，注意对水钠潴留的处理。

（7）肾性贫血：补充叶酸，每次10毫克，每日3次；补充铁剂，如硫酸亚铁，每次0.3克，每日3次；必要时给予重组人红细胞生成素，每次3 000或1万单位，每周2～3次皮下注射，根据血红蛋白情况调整用量。另外，透析可改善肾性贫血。

（8）合并感染者：合理应用抗生素。

（9）透析疗法：当血肌酐超过707微摩尔/升时具备透析指征，可根据具体情况选择血液透析或腹膜透析。需要注意的是，透析疗法仅能代替肾脏的排泄功能，并不能代替内分泌和代谢功能。

（10）肾移植：成功的肾移植可恢复正常的肾功能，包括肾脏的排泄功能、代谢功能和内分泌功能，可大大提高患者的生活质量。但是，肾移植后长期大量应用免疫抑制剂，会增加患者发生感染和恶性肿瘤的机会。

【注意事项】患者禁食高磷食物，包括牛奶、奶酪、奶制品、麦片、豆制品、巧克力和葡萄干、蛋黄、动物内脏（如脑、肝、肾）、骨髓、坚果（如花生、杏仁、南瓜子等）。以低磷食物为宜，包括藕粉、粉条、白菜、卷心菜、蛋清、芹菜、菠菜、西红柿、瓜类、甘蔗等。改变烹调方法，可降低食物中的磷。在烹调鱼和瘦肉时，用水煮一下捞出，再进行热炒，能够降低鱼、肉的含磷量。

七、自身免疫系统常见病

1. 类风湿性关节炎

类风湿性关节炎是一种自身免疫性疾病，以关节和关节周围组织非化脓性炎症为主的全身性疾病，常伴有关节外症状，故称类风湿病。主要表现为外周对称性多关节炎的慢性炎症性疾病，多侵犯小关节，如手、足及腕关节等，可伴有关节外的系统性损害。该病是造成我国人群丧失劳动力与致残的主要原因，病理特征为关节的滑膜炎。当累及软骨和骨质时出现关节畸形。70% 患者血清中出现类风湿因子。

【症状】多见于 20 ~ 60 岁患者，以 45 岁左右最常见，女性患者为男性患者的 2 ~ 3 倍。起病缓慢，在出现关节症状前有乏力、全身不适、发热、纳差等。

（1）关节表现：

①晨僵：见于 95% 的患者。多为首发症状，常在关节疼痛前出现。开始活动时疼痛不适，关节活动增多则晨僵减轻或消失。关节晨僵早晨明显，午后减轻，持续时间和关节炎症的程度成正比。

②关节痛与压痛：多呈对称性、持续性、时轻时重。常侵犯掌指关节、腕关节、肩关节、趾间关节、踝关节及膝关节。经常是一对关节疼痛尚未完全缓解，而另一对关节疼痛又出现。

③关节肿胀：多由关节腔内积液、关节周围软组织炎症引起。病程长者可因滑膜性炎症而引起肿胀。受累关节均可出现，多为对称性。

④关节畸形：多见于较晚期患者。如手指关节的半脱位，尺侧偏斜，"天鹅颈"样畸形等。软骨及骨质的破坏，关节周围的肌腱、韧带受损，肌肉萎缩和痉挛，是造成关节畸形的主要原因。

⑤关节功能障碍：根据本病影响生活能力的程度分为四级，即关节功能分级。一级能正常生

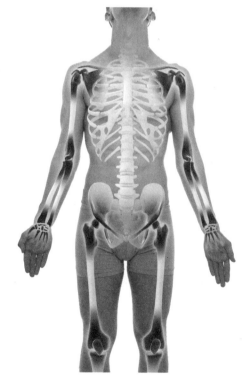

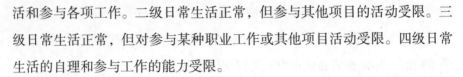

活和参与各项工作。二级日常生活正常，但参与其他项目的活动受限。三级日常生活正常，但对参与某种职业工作或其他项目活动受限。四级日常生活的自理和参与工作的能力受限。

（2）关节外表现：

①类风湿结节：15%～20%的患者，在皮下摸到软性无定形活动小结或固定于骨膜的橡皮样小结。多位于关节隆突部和受压部位的皮下，如鹰嘴处，提示本病处于活动期。

②类风湿性血管炎：这是本病的基本病变，除关节及关节周围组织外，全身其他处均可发生血管炎。血管炎是循环免疫复合物沉积所致。

③心包炎：最常见心脏受累，B超可检出30%的患者出现少量心包积液，多无症状。

④类风湿性肺病：间质性病变（20%的患者临床常无症状）、结节样改变（单个或多个）、胸膜炎（10%患者单侧或多侧胸水，渗出性），可引起发热、呼吸困难、咳嗽及胸痛。

⑤肾脏损害：发生类风湿性间质性肾炎，或因长期用药而导致肾脏损害。

⑥眼部表现：葡萄膜炎是幼年性类风湿性关节炎的常见病变，成人类风湿性关节炎常引起角膜炎。

⑦神经系统：脊髓受压，第1～4颈椎小关节为好发部位，见于40%～70%的病人。多数病人主诉枕区痛，活动时加重，很少影响胸腰椎。周围神经因滑膜炎而受压、小血管炎造成多发性单神经炎等。

⑧干燥综合征：是一种慢性炎症性自身免疫性疾病。主要侵犯泪腺和大小唾液腺等，导致腺体破坏和分泌减少或缺乏，有以眼和口腔黏膜为主的干燥症群。半数合并类风湿性关节炎。

⑨血液系统：贫血很常见，程度与疾病活动性、关节炎症程度相关联。活动病变常见血小板增多，或与关节外表现相关联。

消化道损害：表现为消化不良、溃疡等，也有发生肠系膜动脉梗死者。

肝功能异常可能是长期用药所致。

胃肠道：上腹部不适、胃痛、恶心，甚至黑便，由服药引起。

【诊断】典型病例的诊断一般不难，但需在早期尤以单关节炎开始和X线片改变尚不明显时，随访观察方能确诊。确诊为类风湿性关节炎，须具备以下 4 条或 4 条以上标准（其敏感性为 93%，特异性为 90%）：晨僵至少 1 小时（≥6 周）；3 个或 3 个以上关节肿（≥6 周）；腕、掌指关节或近端指间关节肿（≥6 周）；对称性关节肿（≥6 周）；皮下结节；手X线片改变；类风湿因子阳性（滴度 >1 ∶ 32）。

【治疗】

（1）理疗：急性渗出性病变可用冷敷来减轻疼痛。局部热疗、热水浴、温泉浴、蒸发疗法及石蜡疗法等，均可使疼痛减轻、晨僵消失，病人感到舒适。红外线、超短波或短波透热疗法等，也可增加局部血液循环，促使炎症和肿胀消退、疼痛减轻，并增强药物对局部的作用。

（2）常用药物及主要副作用：

①水杨酸盐：阿司匹林仍为治疗类风湿性关节炎的首选药物，具有退热、镇痛和抗炎作用。每日 3～4 克，分 3～4 次服用。

主要副作用：长期服用易发生恶心、呕吐、胃痛及食欲减退等消化道症状，严重者胃黏膜糜烂、溃疡和出血。大剂量服用数年可引起肾损害。

②消炎痛：镇痛、退热及抗炎作用都较强，夜间或睡前服用可抑制晨僵。每次 25～50 毫克，每日 3 次口服。

主要副作用：恶心、呕吐、食欲减退、头痛、皮疹及白细胞减少等。

③异丁苯丙苯酸：抗炎、镇痛、退热作用均较阿司匹林强 10 倍以上，副作用较阿司匹林小。每次 0.2～0.3 克，每日 3 次口服。

④糖皮质激素：对急性炎症有显著疗效，长期应用副作用较多，停药后极易复发。

适应证：严重活动性关节炎伴有发热等全身症状或血管炎、肺、心及眼并发症；严重关节炎应用其他药物治疗无效；血清类风湿因子阳性，血

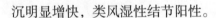

沉明显增快，类风湿性结节阳性。

主要副作用：用药期间注意副作用和并发症。以小剂量开始，如强的松，每次 5 ~ 20 毫克，每日 1 ~ 2 次口服，有效后再调整到最小维持量，或改为隔日疗法。为了避免全身性副作用，可采用关节内注射疗法。

注意事项：少数关节患病，全身症状不明显；全身用药后，症状基本控制，但残留顽固关节症状不见好转；关节急性症状明显，为缓解局部症状，常用醋酸氢化可的松 10 ~ 20 毫克关节内注射，每周 1 次。患者膝关节或踝关节内注射后，应卧床休息，以防诱发无菌性坏死。严格消毒，以防感染。

⑤青霉胺：能缓解关节症状，使血沉及 C- 反应蛋白降低，类风湿因子转为阴性，疗效较金制剂好。用药后 1 个月以上显现疗效，因此，刚开始用药时应与其他抗炎药并用。开始每次 0.125 克，每日 1 次；1 周后每周增加 0.125 克；4 周后每次 0.25 克，每日 2 ~ 3 次；6 个月为一疗程。

主要副作用：皮疹、骨髓抑制、肾脏损害、消化道症状（如味觉丧失、恶心、呕吐）。少见的副作用为肌无力、肌炎、Goodpasture 综合征、毛细支气管炎及狼疮样综合征。

⑥疏甲丙脯酸（卡托普利）：每次 25 毫克，每日 3 次；2 周后加大到每次 25 毫克，每日 4 次；4 周后改为每次 50 毫克，每日 3 次。最大可用到每次 50 毫克，每日 4 次。3 ~ 6 个月为一疗程。6 个月后逐渐减量到每次 25 毫克，每日 1 ~ 2 次，长期维持。治疗 4 周关节肿痛消减，3 ~ 6 个月显效。

主要副作用：血压下降，皮疹。

⑦雷公藤：具有消炎、抗菌、调节免疫、活血化瘀、杀虫等作用。每日每千克体重 1 ~ 1.5 毫克，分 3 次服用。雷公藤合剂，每次 20 ~ 30 毫升，每日 3 次。连用 3 ~ 6 个月，有效率 83.7%。

主要副作用：恶心、呕吐、腹痛、腹泻、月经紊乱、精子生成受抑制、肝肾损害、白细胞减少、色素沉着等。

⑧金制剂：对关节疼痛及晨僵有明显疗效，也能使血沉及 C- 反应蛋白好转，有效率可达 70% ~ 90%。目前常用药是硫代苹果酸金钠，一个疗

程总剂量 1.5 ～ 2.0 克，用药后 3 个月或总量达 0.3 ～ 0.5 克时方见效果。

主要副作用：口炎、皮炎、胃肠反应、肾损害及造血系统损害等。金制剂疗效肯定，但副作用较大，须在医生指导下使用。

⑨免疫抑制剂：对本病有一定疗效，常用环磷酰胺，开始每次 100 ～ 200 毫克，稀释后静脉注射，隔日 1 次；有效后改为每次 50 ～ 100 毫克，每日 1 次，维持治疗。

主要副作用：白细胞减少、毛发脱落、卵巢功能障碍及出血性膀胱炎等。硫唑嘌呤的用量与环磷酰胺相同，但副作用较轻，每次 50 毫克，每日 1 次即可见效。

免疫增强剂：左旋咪唑，每周或隔周给药 3 日，每次 50 毫克，每日 3 次；转移因子，每 1 ～ 3 周皮下或肌肉注射一次，一次注射 1 个单位（4 亿淋巴细胞）。

2. 风湿性关节炎

风湿性关节炎属变态反应性疾病，是风湿热的主要表现之一。多以急性发热和关节疼痛起病，典型表现是轻度或中度发热、游走性多关节炎。

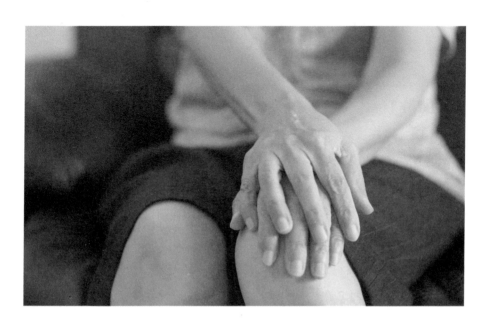

多为膝、踝、肩、肘、腕等大关节受累，常由一个关节转移至另一个关节。病变局部红、肿、灼热、剧痛，部分病人也有几个关节同时发病。不典型的病人仅有关节疼痛，而无其他炎症表现。急性炎症一般于 2～4 周消退，不留后遗症，但常反复发作。若风湿活动影响心脏，则可发生心肌炎，甚至遗留心脏瓣膜病变。

【症状】风湿性关节炎病因尚不明了，起病较急，以大关节受累为主。开始侵及下肢关节者占 85%，膝和踝关节最为常见，其次为肩、肘和腕、手和足的小关节。关节病变呈多发性和游走性，关节局部炎症明显，表现有红、肿、热、痛、压痛及活动受限，常在数日内自行消退。关节炎症消退后不留残疾，复发者少见。在关节炎急性期患者可伴发热、咽痛、心慌、血沉增快，以及 C—反应蛋白增高等，病情好转后可恢复至正常。

【诊断】发病前 1～4 周有溶血性链球菌感染史。急性游走性大关节炎，常伴有风湿热的其他表现，如心肌炎、环形红斑、皮下结节等。血清中抗链球菌溶血素"0"凝集效价明显升高。咽拭子培养阳性和血白细胞增多等。

【并发症】肺炎、泌尿系统感染、柯兴氏综合征。激素使用时间过长，可使体内肾上腺皮质功能受到抑制而并发柯兴氏综合征，常见症状主要有"满月脸"、"水牛背"、体重增加等；尚有口腔溃疡、恶心呕吐、厌食、皮疹、味觉消失等不良反应。

【治疗】

（1）患者在发病初期有发热和明显的关节肿痛，卧床休息、加强营养，补充足够的液体和多种维生素，充足睡眠。

（2）阿司匹林对风湿性关节炎有迅速而神奇的疗效。用法是每次 0.9～1.2 克，每日 3 次，疗程 4～6 周；饭后服用可减轻药物对胃的刺激。服药过程中要定期查凝血酶原时间及转氨酶，有出血倾向可加用维生素 K。不能耐受阿司匹林者可选用扶他林，每次 25～50 毫克，每日 3 次；或萘普生，每次 0.375 克，每日 2 次。

（3）为了清除链球菌感染的影响，发病初期主张并用青霉素80万单位，肌注，每日2～3次，疗程10～14天。对青霉素过敏者，可改用红霉素或乙酰螺旋霉素。

（4）皮质激素不是治疗风湿性关节炎的必要药物，只有在伴有心肌炎时才考虑使用。

（5）关节疼痛是风湿性关节炎患者的主要症状。

①关节制动：急性期减少关节运动。

②局部按摩：关节疼痛有所减轻后，可自行按摩关节。

③关节体操练习：关节活动每次30分钟，每天2～3次。

④关节药熏：海桐皮、桂枝、海风藤、路路通、宽筋藤、两面针各30克，水煎，每日1次，每次20分钟，连续使用1个月；川草、乌草各20克，白芷50克，羌活、独活各50克，细辛10克，川芎、桂枝各30克，威灵仙、伸筋草、透骨草各60克，水煎，每日2～3次，每次15分钟，5～10天为一疗程。水温保持在50℃左右。关节温水浴，可将患病关节或整个肢体置于温水中浸泡20分钟左右，每日1次。关节保健灸，选取患部周围常用的穴位2～3个，用艾条进行保健灸，一般每日1次，每次20分钟。

八、皮肤常见病

1. 疖

疖是单个毛囊及周围皮脂腺的急性化脓性感染，中医称为"疖"，分暑疖、热疖、湿疖。疖多由暑热湿毒蕴结肌肤所致。

【症状】初起局部皮肤潮红，继而肿痛，根脚表浅，范围为3～4厘米。轻者无明显全身症状，重者表现全身不适、发热头痛、口苦咽干、心胸烦闷、肢体酸痛、大便干燥、小便赤黄、苔黄脉数等。

【治疗】

（1）中医治疗：六神丸或六应丸，每次10粒，每日3次，小儿酌减。

清解片，每次 10 ~ 15 片，每日 3 次，儿童减半，小儿服 1/3。清暑解毒冲剂，每次 1 包，每日 2 次。点舌丹，每次 0.12 克，每日 2 次。防风通圣丸，每日 6 克，每日 2 次。鲜野菊花 60 克，或蒲公英 60 克，或马齿苋 60 克，水煎外洗，每日 2 次。

（2）西医治疗：全身无症状者可保持局部干燥清洁。用 2% 碘酊、75% 酒精局部消毒，每日 3 次。全身症状明显者，可用红霉素、麦迪霉素等按说明书服用，或到医院治疗。

【贴心提示】注意局部皮肤卫生清洁，避免用力挤压搔抓。积极治疗痱子、皮疹等皮肤病。忌食酒、辛辣油腻等食物，多饮水，多吃新鲜水果和蔬菜等。

2. 痈

痈是多个相连的毛囊皮脂腺急性化脓性感染，或由多个疖融合而成。初有多个粟粒样脓头，溃烂后如蜂窝状，易向深部及周围扩散。多因外受风湿热毒，内有脏腑郁毒所致。西医多认为痈系金黄色葡萄球菌感染所致。

【症状】初起局部红肿热痛，光硬无头，边界不清，伴有恶寒发热、头痛、舌红、苔薄白、脉浮数。继而红肿范围扩大，中央部有脓头，皮下组织坏死溃烂，有脓液外溢。局部可有淋巴结肿大，并有畏寒发热、全身不适、食欲不振等全身症状。

【治疗】

（1）中医治疗：六应丸，每次 10 粒，每日 3 次。三黄丸，每次 9 克，每日 3 次。犀黄丸，每次 10 粒，每日 2 次。孕妇忌服。清解片，每次 5 片，每日 2 次。鲜蒲公英 60 克，煎汤冷敷患处，每日数次。野菊花叶适量，加红糖少许，捣烂外敷患处。

（2）西医治疗：复方磺胺甲唑片（复方新诺明），每次 2 片，每日 2 次，首次量加倍。75% 酒精或 50% 硫酸镁局部湿敷，适用于初期患者。

【注意事项】病人应适当休息，高热者卧床休息，多饮水。注意个人卫生，积极治疗并发症如糖尿病等。加强营养，补充维生素。忌食鱼腥、辛辣等刺激性发物，忌食肥甘油腻食物。如保守治疗效果不佳，痈成脓后及时切开排脓。

3. 单纯疱疹

单纯疱疹中医称为"热疮"，由单纯疱疹病毒引起，有传染性。

【症状】多见于口角、唇缘、眼、鼻孔周围及外阴等皮肤黏膜交界处。发病初期自觉局部瘙痒灼热，继而出现红斑，针头到绿豆大小的水疱，易复发，属于外阴部属性病的一种。

【治疗】轻者不需服药治疗，1～2周可自愈。

（1）内服药：利巴韦林片，每片0.1克，每次2片，每天3～4次口服。该药有较强的致畸作用，孕妇禁用。阿昔洛韦片，每片0.1克，每次2片，每天5次口服。服药期间多喝水，肾功能减退者应慎用。板蓝根颗粒，每包10克，每次1包，每天3次冲服。

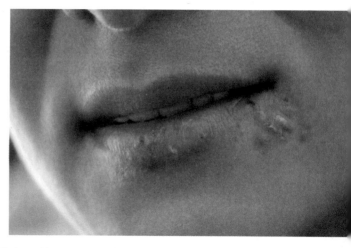

（2）外用药：阿昔洛韦乳膏，外用患处，每天4次。阿昔洛韦眼膏或眼药水，用于眼部，每天4次。

【贴心提示】局部保持清洁干燥，避免搔抓，以防继发感染。忌食酒、辣、海鲜等刺激性饮食。不要外用含有皮质激素类药膏，以防水疱扩散，加重病情。严重者应及时就医。

4. 带状疱疹

带状疱疹中医称"缠腰火丹"、"蛇串疮"、"火带疮"等，由水痘带状疱疹病毒引起，无传染性。

【症状】带状疱疹常突然发生，在红斑上出现簇集性的丘疹、丘疱疹、小水疱、脓疱、血疱、坏死等，呈带状，多发生在身体一侧，疼痛程度不一。老年人及体质虚弱者水疱消退后，可遗留顽固性疼痛，罕见复发。

【治疗】

（1）内服药。抗病毒药物：阿昔洛韦片，每片0.1克，每次2片，每天5次，口服；多喝水，肾功能减退者慎用。止痛药：吲哚美辛片（消炎痛），每片25毫克，每次1片，每天3次口服；因对胃肠道有刺激，故需饭后服用。卡马西平片，每片0.1克，每次1片，每天2～3次口服；常见有头晕、视力模糊等副作用，需注意。营养神经的药物：维生素E胶丸，每丸0.1克，每次1丸，每天2～3次口服。维生素B_1片，每片10毫克，每次2片，每天3次口服。

（2）外用药。阿昔洛韦乳膏，外用患处，每天4次。阿昔洛韦眼膏或眼药水，外用于眼部，每天4次。

【贴心提示】服药3天内，疼痛逐渐加重或不缓解，眼部有损害者，老年人和体质虚弱者，应及时就医。忌食酒、辣、海鲜等，注意休息。局部保持清洁干燥，不要乱用偏方，以防继发感染。遗留神经痛者，须辨证服中药治疗。

5. 癣

癣是一种侵犯皮肤、毛发、甲板的浅部真菌病。按发病部位和形态，分为头癣（中医称秃疮、肥疮）、体癣和股癣（圆癣、金钱癣）、手足癣（鹅掌风）、甲癣（鹅爪风）、花斑癣（汗斑、紫白癜风），有传染性。

【症状】

（1）头癣：指累及头发及头皮的感染，分四型。黄癣：现已少见。头皮有红色斑点、鳞屑、脓疱，黄色痂呈碟状，痂下为红色糜烂面，有特殊的鼠尿样臭味，头发无光泽，易脱落形成永久性秃发，自觉瘙痒。白癣：多见。头皮红色小丘疹、灰白色鳞屑，头发常离头皮2～4毫米处折断，外围绕以白鞘，头发失去光泽。自觉瘙痒，到青春期可自愈。黑点癣：较少见。头皮鳞屑斑，病发刚出头皮即折断，留下残发在毛囊口呈黑点状，稍痒。脓癣：发病有增多趋势。头皮炎性毛囊丘疹、炎性肿块，表面有蜂窝状小孔，可挤出脓液；毛发松动，

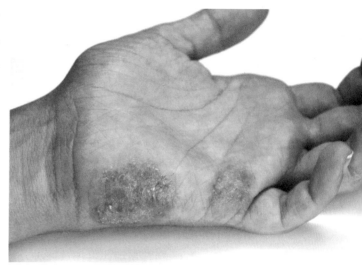

可形成脓肿，引起永久性秃发和瘢痕。

（2）体癣：除头皮、毛发、手足及甲以外其他部位的感染。股癣：指腹股沟、会阴、肛周和臀部的皮肤感染。体癣、股癣均表现为红色丘疹、丘疱疹、水疱、红斑、鳞屑，边界清楚，中央趋于消退，呈环状或多环状。

（3）手足癣：指手、足部位皮肤的感染，分三型。水疱鳞屑型：表现为水疱、大疱、糜烂、结痂、脱屑。角化过度型：局部皮肤干燥、增厚、粗糙、脱屑、皲裂、出血。浸渍糜烂型：皮肤浸渍发白、糜烂、裂隙，继发细菌感染有恶臭味。

（4）甲癣：指、趾甲感染，分四型。白色浅表型：甲板浅层有点状、片状白色混浊，失去光泽，凹凸不平。远端侧位甲下型：甲远端前缘、侧缘增厚，灰黄混浊、凹凸不平或破损。近端甲下型：甲根部粗糙肥厚、凹凸不平或破损。全甲毁损型：最终整个甲板破损，呈灰黄、灰褐色，增厚、脱屑。

（5）花斑癣：由马拉色菌（糠秕孢子菌）引起的皮肤感染。表现为躯干、腋窝等皮脂腺丰富的部位出现斑疹，可呈褐色、浅褐色、红色、浅黄色、白色的圆形或椭圆形斑，表面有少量鳞屑。

【治疗】一般以外用药为主，重者、外用药疗效不佳及甲癣应内服药治疗。

（1）内服药：伊曲康唑胶囊（斯皮仁诺），每粒0.1克。头癣：儿童为每天每千克体重3～6毫克。成人为每天2粒，共服4～6周。体、股癣：每天1粒，共服15天。手、足癣：每天1粒，共服15天。甲癣：每天4粒，分2次口服，连服1周，停3周为一疗程。指甲癣需服2～3疗程，趾甲癣需服3～4疗程。花斑癣：每天2粒，连服1～3周。服药需在餐中服或餐后立即服，肝功能减退者慎服。

（2）外用药：克霉唑霜、咪康唑霜、联苯苄唑溶液（或霜）、酮康唑霜、特比萘芬霜、环吡酮胺霜等，可任选一种外用。注意皮损消退后要继续用药半个月，以防复发。

【贴心提示】注意个人卫生，患者用过的毛巾、枕巾、帽子、梳子、内衣裤、鞋袜等煮沸高温消毒。不要乱用激素药膏。

6. 荨麻疹

荨麻疹中医称"隐疹"、"风疹块"等，是一种皮肤黏膜出现局限性水肿反应的过敏性皮肤病，无传染性。

【症状】患者皮肤突然出现局限性水肿块（风团），鲜红色、苍白色或正常皮色，时隐时现，消退后不留任何痕迹，瘙痒。重者恶心呕吐、腹痛腹泻、胸闷憋气，甚至窒息，须及时抢救，病程超过6周称为慢性荨麻疹。

【治疗】以外用药为主。

（1）内服药：下列药物可任选一种。马来酸氯苯那敏片（扑尔敏）：每片4毫克，每次1片，每天3次。酮替芬片：每片1毫克，每次1片，每天2次。西替利嗪片：每片10毫克，每次1片，每天1次。氯雷他啶片（开瑞坦）：每片10毫克，每次1片，每天1次。

有嗜睡乏力反应者注意安全，操作机械及高空作业者慎服。

（2）外用药：炉甘石洗剂加哈西奈德溶液混合，痒时摇匀外用。

【贴心提示】忌烟酒、辛辣及鱼腥等动物蛋白类食物，多喝开水。寻找过敏源。服药有效者，应巩固治疗，不要见效立即停药，以防复发。慢性者建议去医院辨证服中药治疗。重者及时就诊。

7. 神经性皮炎

神经性皮炎中医称"牛皮癣"，是一种慢性皮肤神经功能障碍性皮肤病，较常见，无传染性。

【症状】扁平丘疹，皮肤增厚干燥成席纹状，稍有脱屑，皮色或淡褐色，表面光亮。阵发性奇痒，情绪波动时瘙痒加重，好发于颈项部。

【治疗】无特效药。

（1）内服药：重症者可服镇静止痒药，见荨麻疹的内服药。

（2）外用药：尿素软膏：局部外用，每天 3 ~ 4 次。氟芬那酸丁酯软膏：局部外用，每日 2 次。

【贴心提示】避免各种刺激，包括搔抓、摩擦、烫洗、暴晒等。辅助心理治疗，保持心情舒畅。忌食烟酒、辛辣、鱼腥等刺激性食物。

8. 湿疹

湿疹中医称"湿疮"、"浸淫疮"，是由多种因素引起的皮肤炎症，病因复杂，一般认为与过敏反应有关。

【临床症状】湿疹可发于任何部位，对称性分布，分三型。

（1）急性湿疹：呈多形性，表现为丘疹、丘疱疹、糜烂、渗出、结痂，境界不清，瘙痒剧烈。

（2）亚急性湿疹：由急性湿疹演变而来或因治疗不当形成，表现为暗红斑块、结痂、鳞屑，间有少量丘疱疹、渗出液，瘙痒剧烈。

（3）慢性湿疹：由急性或亚急性湿疹演变而来，也可以开始就表现为慢性化。患者表现红斑上丘疹、抓痕、鳞屑，皮肤肥厚、表面粗糙，呈苔藓样变，色素沉着或减退，自觉瘙痒，掌跖及关节部位可出现皲裂疼痛。

（4）特殊类型的湿疹：手部湿疹，起病缓慢，手部皮肤干燥、红斑、肥厚、皲裂。乳房湿疹，表现为暗红斑、丘疹、丘疱疹，糜烂、渗出、裂隙，瘙痒明显，裂隙时疼痛。外阴、阴囊、肛门湿疹，瘙痒剧烈，红肿、渗出、糜烂、长期反复发作，可呈苔藓样变。钱币状湿疹，表现为密集的小丘疹、丘疱疹，呈圆形或钱币状斑片，边界清楚。急性期潮红渗出，慢性期肥厚、色素沉着、干燥，有鳞屑，瘙痒剧烈。

【治疗】

（1）内服药：同荨麻疹治疗。

（2）外用药：急性湿疹，无渗出期，炉甘石洗剂加哈西奈德溶液混合，痒时外用。曲咪新乳膏，外用，每日2～3次。曲安奈德益康唑乳膏，外用，每日2～3次。渗出期，生理盐水加地塞米松注射液，加林可霉素注射液混合后局部湿敷（用量视病情轻重定），每次10分钟，每日2～3次。待渗出停止后，再改用上述无渗出期外用药。亚急性湿疹，可使用上述药膏。慢性湿疹，去炎松尿素霜，外用患处，每日3～4次。肤疾宁，局部外贴。无渗出期药膏外用后加塑料封包，待皮损变薄后停用封包。

（3）中医中药：湿疹是一慢性反复发作的皮肤病，无特效药，长期使用西药可引起许多副作用。建议在应用西药无效的情况下，尽早选用中医治疗，需去医院找专科大夫辨证用药。采用中药内服加外洗综合治疗，疗效确切。

【贴心提示】去除病因及促发因素。系统检查，治疗全身性疾病。避免各种不良刺激，如热水、肥皂水烫洗、搔抓，乱用各种偏方、秘方等。忌烟酒、辛辣及鱼腥等动物蛋白类食物。保持清洁，预防继发感染。保持心情舒畅。

第五章　常用中草药和中成药

"道地药材"具有明显的地域性，因为它的品种优良，生长环境适宜，栽培或养殖及加工合理，生产相对集中且产量较大，质量优于其他产地的药材。如四川的黄连、附子、川芎、川贝母，甘肃的当归，山东的阿胶，山西的党参，宁夏的枸杞，广东的砂仁，东北的人参、五味子，河南的地黄、山药、牛膝等，这些都是著名的道地药材。

"四大怀药"指怀山药、怀地黄、怀牛膝、怀菊花。"四大南药"指槟榔、砂仁、巴戟天、益智仁。"四大藏药"指冬虫夏草、雪莲花、炉贝母、西红花。

中草药的毒性用以反映药物安全程度，是普遍存在的各种药效作用，对于正常人体和非适应证的病人都具有损害性，绝对无毒的药物是不存在

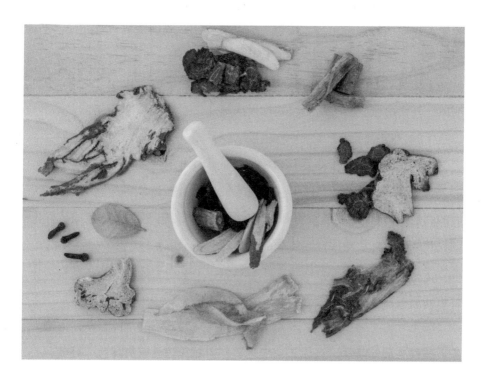

的。使用中药防治疾病，必须以保证患者安全并且取得预期疗效为原则。现在用药常出现两种片面性：一种是使用所谓的无毒药时，盲目加大中药的用量，忽视了药物的安全性，最后引起中毒反应；一种是使用所谓的有毒药（如川乌、附子、巴豆等）时，随意将中药的用量降低到有效剂量之下，往往达不到预期的疗效。我们对待中药毒性的正确态度是"有毒观念，无毒用药"，虽然中药的安全性比较高，但仍存在不容忽视的毒副反应。

一、常用中草药的真伪、优劣及功效

1. 三七

（1）正品：来源于五加科植物三七的干燥根及根茎，呈圆锥形或纺锤形，长1～6厘米，直径1～4厘米。表面灰褐色者习称"铜皮"，表面灰黄色者习称"铁皮"，有断断续续的纵皱纹、支根痕及少数皮孔；顶端有茎痕，周围有瘤状突起，习称"狮子头"。体重，质地坚硬，难折断，断面角质样，呈灰白色、灰绿色或黄绿色，中间有菊花心或显裂纹。气微，味先苦而后回甜。以个大、体重、质坚、皮细，表面灰褐色有光泽，断面灰黑带绿无裂隙，有菊花心、"铜皮铁骨"者为佳。

【功效与主治】散瘀止血、消肿止痛，主要用于咯血、吐血、衄血、便血、崩漏、外伤出血、胸腹刺痛、跌打损伤等。

（2）非正品：

①藤三七：来源于落葵科植物落葵的干燥根，呈不规则纺锤形或圆柱形，长3.5～8厘米，直径1～3厘米。表面灰褐色，具瘤状突起和折断后的圆疤痕，弯曲的纵皱纹芽和芽痕。质地坚硬较脆，断面类白色或黄棕色，颗粒状或呈黄棕色角质样。味微甜，嚼之有黏滑感。

【功效与主治】补肾强腰、散瘀消肿，主要用于腰膝痹痛、跌打损伤、骨折和病后体弱等。

②土三七（菊三七）：来源于菊科植物菊叶三七的干燥根茎，为圆形、条形或椭圆形的厚片，直径2～5厘米。切面灰棕色或灰黄色。有菊花心，

周边灰色，具茎痕或芽痕，质地坚硬。味淡、微苦。

【功效与主治】止血散瘀、消肿止痛、清热解毒，主要用于吐血、衄血、咯血、便血、痛经、崩漏、外伤出血、风湿痛、跌打损伤、疮痈疽疔和虫蛇咬伤等。

③血三七（土大黄）：来源于蓼科植物钝叶酸模的干燥根，为圆形切片，直径0.6～2厘米。切面黄色至黄棕色，成层成环，放射状，纹理明显；周边棕黄色或暗褐色，有多数纵皱纹和皮孔。质地坚硬较脆，味微苦而涩。

④竹节参：来源于五加科植物竹节参的干燥根茎加工品。本品呈竹鞭状，扁圆柱形，稍弯曲，长5～22厘米，直径0.8～2.5厘米。表面灰棕色或黄褐色，粗糙，节密集，节间长0.8～2厘米，每节有一茎痕。质地坚硬较脆，容易折断，断面较平坦，黄白色至淡黄色，具维管束，排列成环。气微香，味苦而甜。

⑤峨参：用伞形科植物峨参的根加工而成。本品呈爪状，瘤状或圆锥状，顶端有茎基痕，基部稍尖或稍有瘤状突起，质地坚而重，断面呈黄棕色，角质样。气微臭，味微辛。

（3）伪制品：大戟科植物木薯的淀粉与楝科植物苦楝树叶加工的伪制品。本品呈圆锥形，顶端中心有一伪制的突起假茎痕，周围有4～6个伪造的瘤状突起，中部往下刻有横向突起的假皮孔，下部有分支，凹下部分常有泥土。断面无环纹，味苦，嚼之粘牙。

（4）总结：三七是我国传统的珍贵药材，自古以来就是止血和伤科良药，同时又是驰名中外的"云南白药"的主要原料。据现代研究表明，三七根含有多种皂苷，具有镇静、镇痛、抗血栓、抗衰老、止血、降低血糖和增强机体免疫力等功效，对于内外出血、跌打损伤和冠心病、糖尿病、脑梗死等病症有显著疗效。藤三七、土三七、血三七，因有与三七相近（藤三七有散瘀消肿的功效，土三七、血三七有止血的功效）的功效，在民间混称或误作三七。这三味药的来源、成分与三七有着很大不同，药理作用和功效虽然有与三七相同之处，但并不完全一致，应以正其名，不可混作

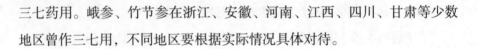

三七药用。峨参、竹节参在浙江、安徽、河南、江西、四川、甘肃等少数地区曾作三七用，不同地区要根据实际情况具体对待。

2. 川贝母

（1）**正品**：来源于百合科植物川贝母、暗紫贝母、甘肃贝母或梭砂贝母的干燥鳞茎。前三者按形状不同，分别习称"松贝"和"青贝"，后者习称"炉贝"。

①松贝：呈类圆锥形或近球形，高 3～8 毫米，直径 3～9 毫米，表面类白色。外层鳞叶 2 瓣、大小悬殊，大瓣紧抱小瓣，未抱部分呈新月形，习称"怀中抱月"；顶部闭合，内有类圆柱形、顶端稍小的新芽和小鳞叶 1～2枚；先端钝圆或稍尖，底部平、微凹入，中心有一灰褐色的鳞茎盘，习称"蒜泥点"或"蒜泥蒂"，偶有残存须根，一般可以直立放稳；质硬而脆，断面黄白色，富粉性。味微苦。

②青贝：呈类扁球形，高 0.4～1.4 厘米，直径 0.4～1.6 厘米。外层鳞叶 2 瓣，大小相近，相对抱合，顶部多开裂，习称"开口笑"；内有心芽和小鳞叶 2～3 枚及细圆柱形的残茎；底部略平，一般可放稳，鳞茎盘微凹，质地较松贝略疏松，断面白色。

③炉贝：呈长圆锥形，高 0.7～2.5 厘米，直径 0.5～2.5 厘米，形似马牙状，习称"马牙嘴"。表面类白色或浅棕黄色，稍粗糙。常有黄棕色斑点，习称"虎皮斑"；顶端尖，多开口，露出内部细小鳞叶 1～3 枚；底部偏斜，钝圆或钝尖，不能直立，根蒂向外突出；质地较脆，断面白色。味苦。

以粒小、均匀、完整、质坚实、色纯白，具有光泽者为佳。

【功效与主治】清热润肺、化痰止咳，主要用于肺热燥咳、阴虚劳嗽、咳痰带血、肺痈、百日咳、上呼吸道感染等。

（2）**非正品**：

①浙贝母：来源于百合科植物浙贝母的干燥鳞茎。珠贝为完整的鳞茎，扁圆形，高 1～1.5 厘米，直径 1～2.5 厘米。表面类白色，外层鳞叶 2 瓣，

肥厚，略似肾形，相互抱合，内有小鳞叶2～3枚和干缩的残茎。质硬而脆易折断，断面白色至黄白色，富粉性，味苦。

大贝为鳞茎外层单瓣肥厚的鳞叶，略呈新月形，高1～2厘米，直径2～3厘米。外表面类白色至淡黄色，内表面白色或淡棕色，被白色粉末。

浙贝母片为鳞茎外层蛋白鳞叶切成的片，椭圆形或类圆形，直径1～2厘米，边缘表面淡黄色，切面平坦，粉白色。

【功效与主治】清热散结，化痰止咳。主要用于风热犯肺、痰火咳嗽、肺痈、乳痈、瘰疬、疮毒、甲状腺功能亢进等。

②平贝母：来源于百合科植物平贝母的干燥鳞茎。药材呈扁圆形，高0.5～1厘米，直径0.8～2厘米。表面乳白色或淡黄色；外层鳞叶2瓣，肥厚、大小相近、互抱；顶端略平或微凹入，常稍裂开；中央鳞片小。质坚实而脆，断面粉性，味苦。

【功效与主治】清热润肺、化痰止咳，主要用于慢性支气管炎、肺结核、前列腺肥大等。

③土贝母：来源于葫芦科植物土贝母的干燥块茎。本品为块状，长0.5～1.5厘米，宽0.7～3厘米。表面淡红棕色或暗棕色，凹凸不平，有皱纹，腹面常有一纵凹沟，背面多隆起。质地坚硬，不易折断，断面角质样，光亮而平滑。味微苦。

【功效与主治】散结、消肿、解毒，主要用于乳痈、瘰疬、乳腺炎、颈淋巴结结核、慢性淋巴结炎和肥厚性鼻炎等。

④一轮贝母：来源于百合科植物轮叶贝母的干燥鳞茎。本品呈圆锥形或卵圆形，高0.4～1.2厘米，直径4～8毫米。不分瓣，一侧有浅沟，表面浅黄色或淡黄棕色，顶端渐尖，基部突出多数鳞牙。质地坚硬，断面黄白色；角质状，嚼之粘牙。味淡微苦。

⑤伊贝母：来源于百合科植物伊犁贝母的干燥鳞茎。本品呈圆锥形或类球形，长0.8～1.2厘米，宽1～2.5厘米。表面稍粗糙，类白色或淡黄白色；外层鳞叶两瓣，心脏形，一片较大或近等大，抱合；顶端稍尖，少

有开裂，基部微凹陷。粉性，味微苦。

【功效与主治】清热润肺，化痰止咳。主要用于肺热咳嗽，干咳少痰，阴虚劳嗽，咳痰带血。

（3）**总结：**贝母始载于《神农本草经》，列为中品。贝母类的商品药材较为复杂，常见的有川贝母、平贝母、浙贝母、伊贝母等。它们的名称中都有"贝母"字样，性状也有相似之处，加上各种古籍文栽记述不一和地方用药习惯等原因，因此，川贝母品种十分混乱，我们在临床用药和购买时应特别注意。它们的功效存在一定的差别。

3. 天麻

（1）**正品：**来源于兰科植物天麻的干燥块茎。块茎呈长椭圆形，扁缩而稍弯曲，长5～15厘米，直径2～6厘米，顶端有红棕色干枝芽苞，习称"鹦哥嘴"或"红小瓣"，或有残留的茎基；末端有自母麻脱落后的圆脐形疤痕，习称"肚脐眼"、"凹屁股"；表面黄白色或浅棕色，具纵皱纹，并可见多数点状痕迹组成的横纹，习称"秤星点"。断面黄白色至淡棕色，角质样。气特异，味甘而辛。以质地坚实沉重，有鹦哥嘴、细皱纹细、断面明亮，没有空心者为佳品（冬麻）。以质地轻，有残留茎基，纵皱纹粗，断面晦暗，有空心者为次品（春麻）。

（2）**伪制品：**

①芭蕉芋：来源于美人蕉科植物芭蕉芋的块茎。块茎椭圆形，扁缩略弯曲，长3～10厘米，直径2～4厘米，顶端残留嫩芽，灰黑色或灰褐色，末端有老茎脱落后的疤痕；表面灰黄色或灰褐色，有白色粉霜；除去栓皮者，有纤维及纵纹，可见横向环纹3～4圈，并可见点状须根痕。断面棕褐色，角质样，较平坦。味淡，嚼之有黏性。

②蟹甲草：来源于菊科植物羽裂蟹甲草的块茎。块茎呈椭圆形，稍弯曲，长4～6厘米，直径1.5～2厘米。顶端有残留的茎基，表面灰棕色或灰绿色，半透明，环节明显，有不规则的沟纹和皱纹，并有点状根痕。

断面灰白或灰黄色，半角质。味微甜。

③紫茉莉：来源于紫茉莉科植物紫茉莉的根。本品呈圆锥形，长6～15厘米，直径2～3厘米，顶端有长短不等茎基痕，灰白色或灰棕色，半透明，有纵皱纹和须根痕，须根下陷呈洞状。断面黄白色，不平坦，略显白色的同心状环纹。味淡，久嚼麻舌。

④大理菊：来源于菊科植物大理菊的块根。本品呈长纺锤形，稍微弯曲，长6～10厘米，直径3～4.5厘米。表面灰白色或类白色，有明显不规则的纵纹。顶端有茎基痕。顶端及末端呈纤维样。质硬，不易折断。断面类白色，角质样。味淡。

（3）总结：天麻历来靠采集野生资源，现多靠人工培植，尤以云南、贵州、陕西、四川、湖北产量较大。但是天麻一直紧缺，有商家乘机伪造，以假乱真，误买、误食假天麻的情况经常发生。一定要到正规药材销售处购买。

4. 人参

（1）正品：来源于五加科植物人参的干燥根。它的主根呈纺锤形或圆柱形。表面灰黄色，上部或全体有稀疏、比较浅的粗横纹及明显的纵皱纹，下部有支根2～3条。根茎，习称"芦头"，多弯曲，具有不定根和稀疏的凹窝状茎痕（芦碗），质地比较硬，容易折断。断面平坦，淡黄白色，显粉性，形成层棕黄色。味微苦、甘。

（2）伪制品：

①野红参：来源于豆科植物野豇豆的干燥根。残留木质茎无芦碗，主根呈长圆锥形或圆锥形，略弯曲。有显著纵皱，无横环纹，有纤维状绒毛，黄棕至灰棕色，质较轻，断面平坦，具棕色小点，有豆腥气。

②土人参：来源于马齿苋科植物栌兰的根，经仿制而成。无芦头，有木质茎基，主根圆锥形，稍弯曲。全体稍光滑，顶端有圆形茎基，基部常有分支。灰黄色，半透明，质地坚实硬脆，断面平坦。味甘、苦。

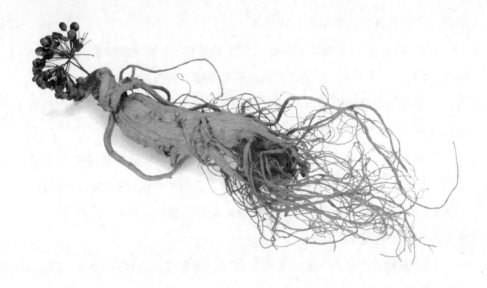

③山莴苣：来源于菊科植物山莴苣的根，经仿制而成。无芦头，主根圆锥形，多自顶部分枝，顶端有圆盘状芽或芽痕。体有纵皱和点状须根痕。灰褐至黄棕色，半透明。质坚实、平坦，形成层环。味微甜、苦。

④华山参：来源于茄科植物华山参的根，经仿制而成。有芦头 1～2 个，无芦碗。主根圆锥形，根头部有横环纹，黄白色的横长皮孔有点状须根痕。黄棕色，半透明，质硬而脆。断面角质、平坦，有时可见放射状裂隙。味甘、微苦。

（3）总结：人参是我国的特产，主产于东北山区。人参最早在《神农本草经》上有记载，并被列为上品。人参主要含皂苷类化合物，现代科学研究表明，长白山人参的总皂苷含量超过朝鲜的高丽参。目前我们发现市场有许多伪造的假人参，如土人参、山莴苣、华山参、野红参等，要加以识别。

5. 山楂

【功效主治】消食化积、活血散瘀，用于饮食积滞证、胃脘胀满、泻痢腹痛、淤血经闭、产后瘀阻、疝气疼痛、冠心病、高脂血症等。

【选方】消化不良：焦山楂、神曲、姜半夏、茯苓各 10 克，陈皮、胡黄连各 3 克，鸡内金、连翘各 6 克。水煎服，每日 1 剂。疝气：山楂、小茴香各 15 克，桔梗 12 克。水煎服，每日 1 剂。冠心病：山楂 10 克，丹参 15 克，红花 12 克，党参、薤白、枳壳、莱菔子、元胡、砂仁各 10 克。水煎服，每日 1 剂。

6. 菊花

【功效主治】疏风清热，平肝明目，解毒消肿。用于风温初期的发热、头痛、咳嗽或肝阳上亢的偏、正头痛，肝肾两虚、肝阳上亢之眩晕目花，中风和冠心病等。

【禁忌】《本草汇言》："气虚胃寒，食少泄泻之病，宜少用之。"

【选方】

①治风热头痛：菊花、石膏、川芎各 9 克，共研细末，每服 4.5 克，茶调下。

②高血压、动脉硬化症：菊花 30 克，金银花、生山楂、决明子各 20 克，每日 1 剂，用开水冲泡 15 分钟后当茶饮。

③目赤肿痛：菊花、蒺藜、木贼、蝉蜕各 15 克，水煎服，每日 1 剂。

7. 金银花

【功效主治】清热解毒、疏风热、清心热，主治温病发热、痈肿疔疮、喉痹、丹毒、热毒血痢、风热感冒等。

【禁忌】脾胃虚寒和气虚疮疡脓清者忌服。

【选方】

①预防乙脑、流脑：金银花、连翘、大青叶、芦根、甘草各 3 钱，水煎代茶饮，每日 1 剂，连服 3 ~ 5 天。

②风热感冒：金银花、连翘各 30 克，淡竹叶、荆芥穗各 12 克，生甘草 15 克，桔梗、薄荷、淡豆豉、牛蒡子各 18 克，芦根 20 克，水煎服，每日 1 剂。

③口腔溃疡：金银花 15 克、青黛 10 克，水煎取汁，频频含漱。

8. 甘草

【功效主治】甘草有补脾益气、清热解毒、祛痰止咳、缓急止痛、调和诸药的功效，用于脾胃虚弱、倦怠乏力、心悸气短、咳嗽痰多、脘腹和四肢挛急疼痛、痈肿疮毒，以及缓解药物的毒性、烈性等。

【禁忌】实证中满腹胀忌服。《本草经集注》："术、干漆、苦参为之使。恶远志。反大戟、芫花、甘遂、海藻四物。"

【选方】

①心悸、失眠：炙甘草 10 克，党参、生姜各 10 克，阿胶、桂枝各 6 克，生地黄 15 克，火麻仁 9 克，大枣 3 枚，水煎服，每日 1 剂。

②治疟疾：甘草 2 份，甘遂 1 份，共研细末。于发作前 2 小时取细末放在肚脐，以胶布或小膏药贴之。

③急性感染性多发性神经根炎：甘草、板蓝根各 30 克，蒲公英、连翘各 15 克，黄连 6 克，水煎服，每日 1 剂。

9. 益母草

【功效主治】活血祛瘀、调经、利尿消肿，主治月经不调、胎漏难产、胞衣不下、产后血晕、瘀血腹痛、恶露不尽、水肿尿少、急性肾炎水肿等。

【禁忌】阴虚血少者忌服。《本草经》："血热，血滞及胎产艰涩者宜之；若血气素虚兼寒，及滑陷不固者，皆非所宜。"

【选方】

①治痛经：益母草 15 克，延胡索 6 克，水煎服，每日 1 剂。

②慢性肾炎：益母草、白茅根各 50 克，地龙、大黄、猪苓、茯苓各 10 克，水煎服，每日 1 剂。

③盆腔炎：益母草 20 克，红藤、败酱草各 30 克，丹参、赤芍、三棱、莪术、甘草各 10 克加减，水煎服，每日 1 剂。

10. 板蓝根

【功效主治】清热解毒、凉血利咽，用于温毒发斑、风热感冒、咽喉肿痛、疟腮、火眼、疮疹、流行性脑膜炎、肝炎、腮腺炎等。

【禁忌】体虚而无实火热毒者忌服。

【选方】

①流行性感冒：板蓝根 30 克，羌活 15 克，煎汤，每日 2 次分服，连服 2～3 日。

②肝硬化：板蓝根 30 克，茵陈 20 克，郁金 6 克，薏米 9 克，水煎服。

③流行性腮腺炎：板蓝根、黄芩、黄连各 15 克，玄参、浙贝母、橘红、连翘、牛蒡子、柴胡、桔梗、知母各 10 克，升麻、生石膏各 20 克，水煎服，每日 1 剂。

11. 丹参

【功效主治】活血祛瘀、安神宁心、排脓、止痛，主治心绞痛、月经不调、痛经、经闭、血崩带下、瘀血腹痛、骨节疼痛、惊悸不眠、恶疮肿毒等。

【禁忌】据《本草经疏》记载："妊娠无故勿服。"

【选方】

①神经衰弱：丹参 15 克，五味子 30 克，水煎服。

②冠心病：丹参 30 克，郁金、香附各 10 克，檀香、砂仁各 6 克，水煎服，每日 1 剂。

③高脂血症：丹参、赤芍各 15 克，川芎、桃仁、益母草、郁金、当归各 10 克，红花 6 克，三七 4 克，降香 3 克，水煎服，每日 1 剂。

12. 当归

当归入药由来已久，早在《神农本草经》中就将它列为可补可攻的中品药，既可扶正补养，又可攻邪治病。当归的首要功效就是补血，如血虚引起的头昏、眼花、心慌、疲倦、面少血色，脉细无力，宜使用当归。

当归又是妇科良药，补血、活血，适用于妇女月经不调。由当归与熟地黄、白芍、川芎配伍而成的四物汤，就是妇科调经的基本方。经行腹痛，可加香附、延胡索；经闭不通，可加桃仁、红花。

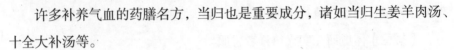

许多补养气血的药膳名方，当归也是重要成分，诸如当归生姜羊肉汤、十全大补汤等。

【功效主治】补血和血、调经止痛、润燥滑肠，主治月经不调、经闭腹痛、崩漏、血虚头痛、眩晕、痿痹、肠燥便难、赤痢后重、痈疽疮、跌打损伤等。

【禁忌】湿阻中满和大便溏泄者慎服。《本草汇言》："风寒未清，恶寒发热，表证外见者，禁用之。"

【选方】

①盗汗：当归、生地黄、熟地黄、黄檗、黄芩、黄连各等份，黄芪加1倍。研粗末，每服15克，水2盏，煎至1盏，食前服，小儿减半服之。

②急性肠梗阻：当归50克，木香、赤小豆各15克，水煎服，每日1剂。

③月经不调：酒当归、川芎各6克，白芍、熟地黄各10克，水煎服，每日1剂。

13. 番泻叶

【功效主治】泻热导滞，用于习惯性便秘、热结便秘、腹满胀痛、脾胃运化不健之食少脘痞、腹水鼓胀等，也可用于X线腹部造影或腹部外科手术前清洁肠道。

【注意事项】本品有急性通便的功效，一般在腹腔手术和腹腔脏器检查前服用（服药后饮水不得少于400毫升）。成人顿服1～2日，有时可出现腹痛。年老体弱者、糖尿病患者慎用，孕妇忌服。完全性肠梗阻者禁用。如便秘患者服药后出现大便稀溏，应立即停药。

【选方】

①胃弱消化不良、便秘腹膨胀、胸闷：番泻叶3克，生大黄1.8克，橘皮3克，黄连1.5克，丁香1.8克，沸开水温浸2小时，去渣滤过，每日3次分服。

②回乳：番泻叶4克，泡沸水200毫升，分2～3次服，3～7日断乳汁。

14. 麦冬

【功效主治】养阴润肺、清心除烦、益胃生津，主治肺燥干咳、吐血、咯血、肺痿、肺痈、虚劳烦热、消渴、热病伤津、咽干口燥、便秘等。

【禁忌】凡脾胃虚寒泄泻，胃有痰饮湿浊，暴感风寒咳嗽者忌服。《本草纲目》："气弱胃寒者必不可饵。"

【选方】

①衄血不止：麦门冬、生地黄，每服 30 克，水煎服。

②慢性咽炎：麦冬、甘草、元参各 6 克，大枣 3 枚，泡茶饮，每日 1 剂。

③糖尿病：麦冬、天花粉、鸡内金各 10 克，山药 30 克，黄芪、党参、知母各 15 克，葛根、五味子各 6 克，水煎服，每日 1 剂。

15. 山药

山药又名淮山，有"神仙之食"的美名。山药中含有大量的蛋白质、各种维生素和有益的微量元素、糖类，可以调节人体免疫系统，增强人体免疫力。据古籍记载，多食山药有"聪耳明目"、"不饥延年"的功能，对于调理生理能力、病后虚弱体质、妇女产后调养，小孩强健体魄均有显著效果，因而被称为"食物药"。

【功效主治】补脾养胃、生津益肺、补肾涩精、固精止带，用于脾虚食少、久泻不止、肺虚喘咳、肾虚遗精、带下、尿频、虚热消渴等。

【禁忌】本品养阴能助湿，所以湿盛中满、或有积滞、有实邪者不宜。一般食用山药无明显禁忌证，但因其有收敛作用，所以患感冒、大便燥结者及肠胃积滞者忌用。

【选方】

①慢性肾盂肾炎：熟地黄、菟丝子各 15 克，山药 30 克，巴戟天、杜仲、泽泻、茯苓各 10 克，牡丹皮 6 克，水煎服，每日 1 剂。

②流行性出血热：山药、熟地黄各 30 克，益智仁、桑螵蛸各 15 克，乌药 10 克，水煎服，每日 1 剂。

③肺气肿：山药90 ~ 150克，玄参25克，白术、牛蒡子各15克，水煎服，每日1剂。

二、常用内服中药剂型

煎药方法：对每味中药逐一核对，无误后方可煎药，对于有毒或药性猛烈者尤应注意；煎药器具以砂罐、瓷罐为佳，忌用铁锅、铝锅；先用清水将药物浸泡30 ~ 40分钟，根据药物量和煎药时间确定加水量。一般加水至高出药面3厘米为宜，第二次煎药为第一次煎药加水量的1/3 ~ 1/2。煎药时间和火候，要根据药性而定，一般煎药20分钟左右。如为保持发汗解表药的宣散作用，宜用急火快煎。补养药宜文火慢煎，时间长些，充分煎出有效成分；每剂药煎取液量，成人200 ~ 300毫升，小儿减半。

1. 汤剂

汤剂是将中药材加水煎煮后，去渣取汁制成的制剂，亦称为"煎剂"。汤剂具有吸收快，易于发挥疗效，药物组成和剂量都可根据病情灵活调整的特点。汤剂多用于新病、急病。另有将中药饮片打成粉末，服用时用开水泡软或稍煎后服，以及将汤剂浓缩制成的冲剂，都有与汤剂相似的性质。

2. 散剂

散剂是将药物碾成均匀混合的干燥粉末，用温开水服用。如沉香末、田七粉等，制作、携带、服用方便，药物损失少。多用于慢性病或珍贵、用量小的药物。

3. 丸剂

丸剂是将方中药物碾碎成粉末混合，再加水或蜜等调和后制成药丸，常用的有水丸、蜜丸两种。特点是吸收慢，药效持久，服用方便，易于保存。

适用于需较长时间服药的慢性病和疾病恢复期患者。

4. 膏剂

内服药的膏剂多为蜜膏，是将药物饮片反复煎煮 3～4 次，去渣用文火浓缩，加入适量的蜂蜜或红糖等制成。如梨膏、益母草膏等，服用方便、可口，多用于慢性病。

5. 酒剂

亦称药酒，是将药物置于白酒中，浸泡 1 个月左右。如当归酒、木瓜追风酒、人参酒等。多用于跌打损伤、风湿痛等。

6. 片剂

片剂是将药料煎成浓缩液，然后加入细料药、赋形剂等冲模打片而成。随着中药剂型的改革，还研制成冲剂、糖浆剂、茶剂等。

三、中药的给药时间

人体组织活动有很强的时间节律性，大多数心脏病患者多在夜间发病，肾气虚弱的肾炎患者以早晨浮肿最明显。所以，为提高药物的效果，减少不良反应，不同的药物应选择不同的给药时间。

1. 重视给药时间

给药时间应与人体组织活动的节律相一致，即阳药用于阳长时，阴药用于阴长时。升药用于升时，降药用于降时。如选用扶阳益气、温中散寒、行气活血、消肿散结等治则或方药时，应在早晨或上午服用，以借天时阳旺、扶阳抑阴、祛除病邪。同理，凡需借助阴气祛邪的病证，在选用滋阴补血、收敛固涩、重镇安神、定惊熄风、清热解毒等治则或方药时，宜在傍晚或午后阴长之时服用。重视给药时间，既可增强药物的治疗作用，又可减少毒副反应。

2. 选择给药时间的原则

根据疾病的部位确定给药时间。据《神农本草经》序录中记载，"病在胸膈以上者，先食而后服药；病在心腹以下，先服药而后食之；病在四肢血脉者，宜空腹而在旦；病在骨髓者，宜饱满而在夜。"指出了疾病部位不同，服药时间也应有差别。如治疗上焦疾病的，宜在饭后服药；治疗下焦疾病的，则宜在饭前服药；病在骨髓、四肢者，宜在夜间吃饱饭后和早晨空腹服药。

一般疾病口服药：一日 2 ~ 3 次，于早、晚或早、中、晚，饭后0.5 ~ 1 小时给药。

危重病症：及时给药，选择能最快发挥疗效的给药途径。

解表药：若病情许可，应于中午前给药，以顺应阳气升浮，助药力祛邪外出。

治疗咽喉疾病：给药多次频服，缓缓咽下，使药液能与病变部位充分接触。

平喘药：在哮喘发作前 2 小时给药。

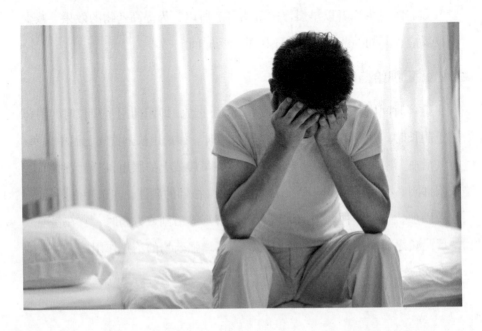

健胃药：在饭前服用，但用于消食导滞的药物，则在饭后服，以达开胃、导滞之功效，对胃有刺激性药物都适宜在饭后服用。

涌吐药：宜在清晨或午前服用。

润肠通便药：宜空腹服用，以利消除肠胃积滞；泻下药应入夜睡前给予；止泻药应按时再服。

驱虫药：清晨空腹或晚上睡前给药。

补益药：一般宜饭前服用；补阴药：宜晚上服；补阳药，宜午前服。

有特殊情况时，遵照医嘱执行。

3. 了解中药的起效时间

中药起效时间，是指服药开始到药物发挥疗效所需的时间。例如，服用辛温解表剂后，患者周身微汗出，恶寒、头痛症状减轻，全身感到轻松，一般需 0.5 ~ 1 小时，这就是药物的起效时间。

四、服药方法与护理

1. 汤剂服法

（1）分服：将一剂中药分 2 ~ 3 次等量服用。老年人小儿服药有困难的，也可少量多次或浓煎后服用。

（2）顿服：将一剂汤药一次服下，快速发挥功效。常用于急危症的抢救治疗。

（3）频服：将一天的药量少量多次服用。多用于身体上部疾病，尤其是咽喉或呕吐病人。

（4）连服：是指在短时间内连续给予大剂量药物。如治疗小儿流行性乙型脑炎高热、败血症等，多用连服。即在短时间内，使体内达到较高的药物浓度。

2. 中成药服法

送服：将药物放入口内，用温开水或药引、汤剂送服。

冲服：将药物放入杯内，用温开水、药引等冲成悬混液后服用。

调服：将一些散剂用温开水或白酒、醋等液体调成糊状后口服，如安宫牛黄丸、紫雪丹等。

含化：将丸、丹剂含在口中，慢慢溶化，缓缓咽下。如六神丸、喉症丸、救心丹等。

喂服：本法主要用于婴幼儿、年老体弱或急危重症病人。将中成药溶于水，逐口喂给病人。

3. 服药温度

服药温度一般是指服用中药汤剂药液的温度，常有热服、温服和冷服之分。

（1）热服：将刚煎好的药液趁热服下。急症用药，寒证用药宜热服。发汗解表必须热服，服药后喝热稀粥以助药力发汗。真热假寒，宜寒药热服。

（2）温服：将煎好的汤剂放温后再服用。一般汤剂均采用温服，特别是对胃肠道有刺激性的药物，如瓜蒌仁、乳香等。温服和胃益脾，能减轻刺激。

（3）冷服：将煎好的汤剂放凉后服下。呕吐病人或中毒病人服药均宜冷服，热证用寒药也可冷服。真寒假热，宜热药冷服。

如患者属"真热假寒"，应"寒药热服"；如患者属"真寒假热"，应"热药冷服"。患者若不这样服药，往往会发生呕吐的抗药现象，达不到治疗效果。这在中医理论中，属于反佐。

4. 服用中药注意事项

患者服药后注意休息，观察有无不良反应，尤其是服用峻烈或有毒性的药物。

（1）观察药物效果和反应。如患者服解表药后，应喝些热粥或热饮，以助药力。冬季感冒还需稍盖衣被，让周身微微出汗。服涌吐药后要观察呕吐物的性质、量和次数，服下泻药后应记下泻下次数，大便性质、量等。

服排石汤要观察大小便情况，检查有无结石排出等。服用逐水药后，留意腹泻、腹痛、恶心呕吐等不良反应。

（2）对中西药合用的病人，应向医师或药剂师咨询服药方法与间隔时间。

（3）注意食物对药效的影响。中医历来有"药食同源"之说，这是因为药性和食性都有"四气"（寒、热、温、凉）、"五味"（辛、甘、酸、苦、咸）。如大枣、莲子、桂圆、百合、山药、赤小豆、海带、甲鱼、桑葚、黑芝麻、蜂蜜等。凡是食性与药性相顺应，食物就能增强药物的作用；食性与药性相反，食物便会降低药物的作用。如热证病人服用寒药治疗时，辅以寒凉食物，以顺应药性；同样，寒证病人服用热药时也应辅以温热性食物。

（4）避免毒副作用。一般良好的安全性是中成药的优点之一。生产中成药大多采用天然药品，还是有毒副作用的。毒性是中药的一种基本属性，但有毒性不等于毒药，关键在于如何正确应用。国务院发布的《医疗

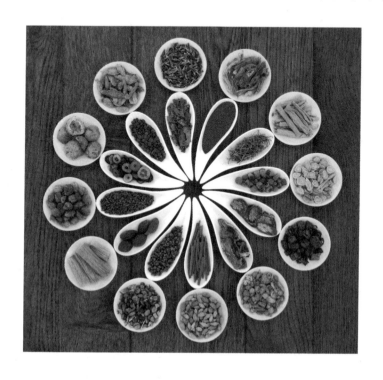

用毒性药品管理办法》中，管制使用的中药有 28 种。例如，含有黄药子的中成药有明显的肝毒性，过量或长期应用，可导致肝脏损害；含有关木通、广防己、马兜铃的中成药含有马兜铃酸，具有明显的肾毒性，使用不当会导致肾损害；含蟾酥的中成药，使用不当会导致心脏损害和心律失常；含马钱子的中成药，使用过量会引起神经系统损害。一般外用的中成药避免内服。因此，中药也不能随便使用，要由执业医生开出处方后方可使用。

（5）注意"中病即止"，不可长期服用。

（6）服用中药还有一些禁忌，如常山忌葱，何首乌、地黄忌葱、蒜、萝卜，薄荷忌鳖肉，茯苓忌醋，以及蜜反生葱等。在服药期间，忌食生冷、不易消化及刺激性食物。还要注意药品说明书中的特殊禁忌，如含麻黄的中成药，青光眼者禁用，高血压、冠心病、前列腺肥大患者慎用；复方乌鸡胶囊"属湿热等实证者慎用"。

五、中成药的外用方法

1. 涂抹患处

油膏剂、水剂、酊剂使用时，先要将患处洗净，然后再均匀地涂上一薄层药物。跌打损伤的病人外用红花油，或癣症患者外用土槿皮酊时，均是涂抹患处。

2. 撒布患处

使用外用散剂如祛腐生肌散、珍珠散时，注意将药粉均匀撒于患处。

3. 调敷患处

先用适量的液体（如茶水、白酒、食醋、食用植物油等）将药物调制成糊状，敷于患处，再用敷料纱布包。其中，白酒常用于调敷活血化淤止痛的中成药，如用七厘散治疗跌打损伤时，可用白酒调敷，有增强散淤消肿的效果。茶水常用于调敷消肿解毒的中成药，疮疡初起时，在外用如意金黄散之前，宜用茶水调敷。食醋常用于调敷能够消肿、解热、止痛的中成药，有增强药物收敛、燥湿的功效，如用紫金锭治疗痈、疽、疔、疮时，宜用食醋调敷。

4. 吹布患处

用冰硼散治疗牙龈肿痛时，常需吹布患处。用洁净干燥的纸张或塑料，卷成直径 2 ~ 3 毫米的小筒，一端剪成斜口，挑取少许药粉，吹至患处。

5. 贴患处

伤湿止痛膏可直接贴于患处。贴黑膏药前，先将其烘软，稍微冷却后再贴患处，以免烫伤皮肤。

六、常见中成药

1. 复方丹参片、复方丹参滴丸

【主要成分】丹参、三七、冰片。丹参，活血化瘀、消肿止痛，三七活血止血、祛瘀止痛，冰片开窍醒神，三药合用有活血化瘀、理气止痛的功效。现代研究发现，本药有扩张冠状动脉和脑动脉血管，减少血管阻力，增加血流量，提高缺氧耐受力，解除血管平滑肌痉挛的作用；还可增加血小板内环磷腺苷的含量，抑制血小板聚集。

临床用于气滞血瘀所致的胸闷、心前区刺痛、胸中闷热、心中悸动不安、失眠、冠心病、心绞痛等症。对于冠心病、心绞痛、高血脂、高血黏、动脉硬化等，都有良好的疗效。

【用法用量】复方丹参片，每次 3 片，每日 3 次。复方丹参滴丸，起效更为迅速。在冠心病心绞痛发作时舌下含服 10 粒，可快速缓解症状；平时每次服 10 粒，每日 3 次。

【注意事项】该药没有明显的副作用；因该药有活血的作用，故孕妇和有出血性疾患及倾向者慎用；对本品过敏者禁用，过敏体质者慎用。

2. 速效救心丸

【主要成分】川芎、冰片。川芎活血、行气止痛；冰片醒脑开窍。本药有行气活血、祛瘀止痛的功效，可增加冠状动脉血流量，缓解心绞痛。用于胸闷或针刺样胸痛。

【用法用量】平时每次 4 ~ 6 粒，每日 3 次。本药具有服用剂量小、起效快、疗效高的特点，患者在急性发作时舌下含服 10 ~ 15 粒，可快速缓解心绞痛症状。

【注意事项】对本品过敏者禁用，过敏体质者慎用。

3. 银杏叶片

【主要成分】银杏叶。研究表明，银杏叶可改善微循环，增加心脑血供，对老年人记忆力减退有良好疗效，具有活血化瘀、通络的功效。用于治疗瘀血阻络引起的胸痹、心痛、中风、半身不遂、言语不清，冠心病稳定型心绞痛和脑梗死等病症。

【用法用量】每次 2 片，每日 3 次。

【注意事项】心力衰竭者、孕妇慎用；对本品过敏者禁用，过敏体质者慎用。

4. 六味地黄丸

【主要成分】生地、山药、山萸肉、茯苓、丹皮、泽泻。生地、山药、山萸肉滋补肝肾，茯苓健脾利湿，丹皮清肝火，泽泻泻肾火，六药合用补中有清，以补肝肾为主，对肝肾阴虚有良好疗效。临床用于治疗肝肾阴虚引起的头晕耳鸣、腰膝酸软、遗精盗汗等症。

【用法用量】水丸，每次 8 粒，每日 3 次。

【注意事项】服用期间忌食辛辣等刺激性食物；对本品过敏者禁用，过敏体质者慎用。

5. 杞菊地黄丸

【主要成分】此药在六味地黄丸基础上加了枸杞和菊花，故有滋补肝肾、养肝明目的作用。用于治疗肝肾阴亏引起的眩晕、耳鸣、目涩、畏光、视物昏花等症。临床用于治疗老年人肝肾亏虚所致的白内障，效果尤佳。

【用法用量】水丸，每次 8 丸，每日 3 次。

【注意事项】脾胃虚寒、大便稀溏者慎用；对本品过敏者禁用，过敏体质者慎用。

6. 附子理中丸

【主要成分】制附子、党参、炒白术、炙甘草、干姜。制附子补火助阳、散寒止痛，党参、炒白术、炙甘草健脾利湿，干姜温脾散寒，诸药合用，温脾散寒止痛，对脾胃虚寒腹痛效果尤佳。临床用于治疗腹部受凉引起的腹痛、四肢发冷和腹泻。

【用法用量】每次 1 丸，每日 2 ~ 3 次。

【注意事项】因内含有制附子，故孕妇慎用；不适用于急性胃肠炎；高血压、心脏病、肾病、咳喘、水肿患者，应在医师指导下服用；小儿应在医师指导下服用；对本品过敏者禁用，过敏体质者慎用。

7. 板蓝根颗粒

【主要成分】板蓝根。板蓝根清热解毒，对于预防流感有良好疗效。用于肺胃热盛所致的咽喉肿痛、口咽干燥、急性扁桃体炎等。

【用法用量】温开水冲服，每次 1 袋，每日 3 次。

【注意事项】服药期间忌食辛辣等刺激性食物；小儿应在医师指导下服用；对本品过敏者禁用，过敏体质者慎用。

8. 三九感冒灵

【主要成分】野菊花、金盏银盘、三叉苦、咖啡因、对乙酰氨基酚等。清热解毒，解热镇痛，用于感冒引起的头痛、发热、鼻塞、流涕、咽痛等症。

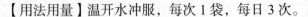

【用法用量】温开水冲服，每次1袋，每日3次。

【注意事项】服药期间忌烟酒，辛辣、生冷、油腻等食物；严重肝肾功能不全者禁用；对乙酰氨基酚可影响白细胞，白细胞减少患者慎用；小儿应在医师指导下服用；对本品过敏者禁用，过敏体质者慎用。

9. 苦甘冲剂

【主要成分】麻黄、薄荷、蝉蜕、金银花、黄芩、杏仁、桔梗、浙贝、甘草。金银花、黄芩、桔梗、杏仁清热解毒、止咳利咽，浙贝化痰止咳，麻黄宣肺平喘，薄荷凉血利咽。该药对于风热感冒效果较好，用于治疗恶风、发热、头痛、咽痛、咳嗽、咳痰、气喘等症。对上呼吸道感染、流行性感冒、急性支气管炎等有良好疗效。

【用法用量】温开水冲服，每次1袋，每日3次。

【注意事项】孕妇和糖尿病患者禁用；小儿应在医师指导下服用；对本品过敏者禁用，过敏体质者慎用。

10. 小柴胡颗粒

【主要成分】柴胡、黄芩、姜半夏、党参、生姜、甘草、大枣。柴胡、黄芩清少阳经邪热，半夏和胃止呕，党参、生姜、大枣顾护胃气。七药合用，对于邪犯少阳经所致往来寒热、恶心呕吐等症有良好疗效。用于治疗忽冷忽热、恶心呕吐，或是腹痛腹泻等症状的感冒。

【用法用量】开水冲服，每次1袋，每日3次。

【注意事项】服药期间忌烟酒，辛辣、生冷、油腻等食物；小儿应在医师指导下服用；对本品过敏者禁用，过敏体质者慎用。

11. 维C银翘片

【主要成分】金银花、连翘、荆芥、牛蒡子、淡竹叶、芦根、桔梗、甘草、维生素C、对乙酰氨基酚、马来酸氯苯那敏等。该药中西合璧，具有辛凉解表、清热解毒的作用。用于治疗流行性感冒引起的发热、头痛、咳嗽、口干、咽喉疼痛等症。对于感受风热感冒效果较好。该药还有轻度退热的作用。

【用法用量】每次 2 片，每日 3 次。

【注意事项】服药期间忌烟酒，辛辣、生冷等食物；服药期间不宜驾车或操作机械；肝肾功能不全者慎用；膀胱颈梗阻、甲状腺功能亢进、青光眼、高血压、前列腺肥大者、孕妇、哺乳期妇女、白细胞减低患者慎用；心脏病、糖尿病等慢性病患者，应在医师的指导下服用；小儿应在医师指导下服用；对本品过敏者禁用，过敏体质者慎用。

12. 川贝枇杷膏

【主要成分】川贝、枇杷、沙参、茯苓、橘红、法半夏、五味子、瓜蒌子、苦杏仁、甘草等。川贝、茯苓、橘红、杏仁化痰止咳，瓜蒌子理气化痰，五味子敛肺止咳。本药具有润肺化痰、止咳平喘、护喉利咽、生津补气、调心降火的功效，适用于伤风咳嗽、痰稠、痰多气喘、咽喉干痒及声音嘶哑等症。对于痰多咳嗽效果较好，尤其适用于慢性支气管炎老年患者。

【用法用量】每次 10 ~ 20 毫升，每日 3 次。

【注意事项】服药期间忌烟酒，生冷、辛辣等食物；小儿应在医师指导下服用；本品过敏者禁用，过敏体质者慎用。

13. 银翘解毒颗粒

【主要成分】金银花、连翘、薄荷、荆芥、淡豆豉、牛蒡子、桔梗、淡竹叶、甘草。金银花、连翘清热解毒，桔梗、牛蒡子、薄荷利咽消肿，荆芥、淡豆豉疏风解表，淡竹叶清热利尿。本药具有辛凉解表、清热解毒的功效，用于风热感冒、发热头痛、咳嗽、口干、咽喉疼痛等症。

【用法用量】开水冲服，每次 1 袋，每日 3 次，重症者加服 1 次。

【注意事项】服药期间忌烟酒，辛辣、生冷、油腻等食物；不宜同服滋补性中药；风寒感冒者不适用；严重的糖尿病、高血压、心脏病、肝肾疾病患者，应在医师指导下服用；发热超过38.5℃的患者，建议到医院就诊；小儿应在医师指导下服用；对本品过敏者禁用，过敏体质者慎用。

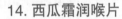

14. 西瓜霜润喉片

【主要成分】西瓜霜、冰片、薄荷脑、薄荷素油。西瓜霜、薄荷有清热利咽、消肿的功效；冰片利咽醒神，清热解毒。该药具有清音利咽、消肿止痛的疗效，主要用于治疗咽喉肿痛、声音嘶哑、喉痹、口舌生疮、急慢性咽喉炎、急性扁桃体炎、口腔溃疡、口腔炎、牙龈肿痛等症。

【用法用量】含服，每小时含化2～4片。

【注意事项】服药期间忌烟酒，辛辣、鱼腥等食物，不宜在服药期间同服滋补性中药，如六味地黄丸、人参、阿胶、桂圆、枸杞等；糖尿病、高血压、心脏病、肝病、肾病等慢性病患者，应在医师指导下服用；儿童、孕妇、哺乳期妇女、年老体弱及脾虚便溏者，应在医师指导下服用；对本品过敏者禁用，过敏体质者慎用。

15. 藿香正气水

【主要成分】藿香、大腹皮、苏叶、甘草、桔梗、陈皮、茯苓、白术、半夏曲、厚朴、白芷、生姜、大枣。藿香、苏叶、白芷解表化湿，陈皮、茯苓、白术、厚朴理气健脾，半夏曲、生姜、大枣和胃止呕，桔梗升提脾肺之气。此药解表化湿、理气和中，用于治疗暑湿感冒、头痛、身重胸闷、恶寒发热、脘腹胀痛、呕吐泄泻等症，对于夏季感冒疗效较好。

【用法用量】每次1支，每日2次，用时摇匀。

【注意事项】饮食宜清淡；不宜同服滋补性中药，如六味地黄丸、人参、阿胶、桂圆、枸杞等；严重的糖尿病、高血压、心脏病、肝病、肾病患者，应在医师指导下服用；服用3天后症状未见改善，或出现吐泻明显，并有其他严重症状时应去医院就诊；小儿应在医师指导下服用；对本品过敏者禁用，过敏体质者慎用。